肿瘤 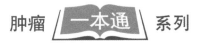 系列

总主编　臧远胜

肿瘤预防

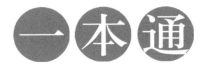

———— 主编 ————

王妙苗｜臧远胜

U0279201

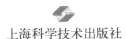

上海科学技术出版社

图书在版编目(CIP)数据

肿瘤预防一本通/王妙苗，臧远胜主编.—上海：
上海科学技术出版社，2018.1
（肿瘤一本通系列/臧远胜总主编）
ISBN 978-7-5478-3730-6

Ⅰ.①肿…　Ⅱ.①王…　②臧…　Ⅲ.①肿瘤—预防
Ⅳ.①R730.1

中国版本图书馆CIP数据核字 (2017) 第254223号

肿瘤预防一本通
主编　王妙苗　臧远胜

上海世纪出版（集团）有限公司
上 海 科 学 技 术 出 版 社 出版、发行
（上海钦州南路71号　邮政编码200235　www.sstp.cn）
苏州望电印刷有限公司印刷
开本 700×1000　1/16　印张 10
字数 150千字
2018年1月第1版　2018年1月第1次印刷
ISBN 978-7-5478-3730-6/R·1466
定价：32.00元

本书如有缺页、错装或坏损等严重质量问题，请向工厂联系调换

内容提要

目前我国肿瘤的患病人群越来越大,几乎每分钟就有7人被确诊为恶性肿瘤。肿瘤的治疗不仅给家庭和社会带来了沉重的经济负担,且治疗效果往往并不乐观。所以积极预防肿瘤的发生才是重中之重。

本书作为"肿瘤一本通系列"图书之一,由上海长征医院肿瘤科臧远胜主任组织编写。本书从读者的实际需求出发,用通俗易懂的语言介绍了肿瘤的基本知识、病因和危险因素以及如何建立健康的生活方式,并针对十几种常见肿瘤的预防措施和预防要点进行重点阐述。本书有助于提高公众对肿瘤预防重要性的认识及预防肿瘤的能力。

作者名单

总主编

臧远胜

主　编

王妙苗　臧远胜

编　委

（以姓氏笔画为序）

王　湛	王　燕	王湘云	叶晨阳	刘安堂	孙　莉
李　荣	杨　武	周文丽	郑　莹	宝　轶	赵　颖
胡平方	柳　珂	秦保东	原凌燕	徐舒翔	高　翔
彭　鹏	董　薇	焦晓栋	鲍萍萍	戴维萍	

前　言

在我国，每分钟就有7人被确诊为恶性肿瘤，其危害不言而喻！避免和减轻肿瘤的危害是医者和患者的共同心愿。然而，在现实情况下，医者的努力与患者的追求之间存在一条天然的"鸿沟"。

在肿瘤防治领域，重治疗而轻预防的状况仍不容忽视。临床医生的主要工作和绝大多数精力都用在已罹患肿瘤患者的诊断和治疗上，重"主要治疗"而轻"次要治疗"，对手术、化疗的重视程度远高于化疗不良反应的预防控制和肿瘤患者的营养支持等。而患者的诉求与医者的追求也不完全一致，患者更希望了解的是正常人如何预防肿瘤、如何排查肿瘤、化疗过程中自己应该如何配合和观察不良反应、罹患肿瘤后如何改善营养……

只有将医者的努力与患者的追求完美结合起来，才是更有温度的医学关怀！无奈临床工作纷繁复杂，临床医生时间有限，无法在日常工作中向患者和家属一一解释上述问题，这让我们萌生了通过编写"肿瘤一本通系列"图书来弥补这一缺憾的想法。历经2年多的筹备、查阅资料、撰稿和修订，这套丛书终于问世了！

本套丛书分别从肿瘤预防、肿瘤排查、肿瘤化疗和肿瘤营养四个方面，从老百姓的实际需要出发，用医生的视角，结合专业的知识和权威的数据，通俗易懂地阐述如何预防肿瘤、肿瘤高危人群如何排查肿瘤、罹患肿瘤的患者如何应对化疗的不良反应、如何做好化疗期间的营养支持等内容。

希望本套丛书能够提高公众肿瘤预防、排查、治疗的意识和能力，降低肿瘤对个人、家庭和社会所带来的危害！

臧远胜

2017年10月

目　录

癌症的基础知识

1
1·癌症简史   2
2·癌症和肿瘤是不是一回事   2
3·癌症是可以预防的吗   3
4·癌症是不治之症吗   3
5·癌症找上门是因为运气不好吗   4
6·癌症是如何从一粒"种子"长成"参天大树"的   4
7·什么是癌症的三级预防   6
8·我国常见的癌症类型   6

病因和危险因素

9
9·病毒感染会导致癌症的发生吗   10
10·已经被证实与癌症发生相关的病毒感染有哪些   10
11·慢性炎症与癌症有什么关系   11
12·哪些慢性炎症的迁延与癌症发生有关   11
13·癌症的发生与人体自身免疫力有关吗   12

14·激素会致癌吗 13

15·辐射是癌症的诱发因素吗 13

16·医学影像学检查对人体健康有影响吗 14

17·生活中哪些电磁辐射会导致癌症的发生 15

18·癌症会遗传吗 15

19·如何进行肿瘤遗传咨询 16

20·癌症会传染吗 17

21·"酸性体质致癌说"有科学依据吗 17

22·癌症的发生和机体微环境有关吗 18

23·环境污染对癌症发生的影响大吗 19

24·如何减轻生活中毒素带给我们的伤害 19

25·如何预防儿童恶性肿瘤的发生 20

26·"癌症性格"一说靠谱吗 20

27·创伤性经历与癌症相关吗 21

28·学会自我心理调节,预防癌症发生 22

健康生活方式是关键

25

29·烟草与癌症的关系 26

30·哪些癌症的发生与吸烟有关 27

31·长期喝酒会导致癌症吗 28

32·水质与癌症的关系 28

33·喝什么样的水有益健康 29

34·食品添加剂会致癌吗 30

35·目前已知可致癌的食品添加剂有哪些 30

36·转基因食品真的致癌吗 31

37·多吃糖会增加患癌风险吗 31

38·抗氧化剂真的能降低癌症风险吗 32

39 · 肥胖会导致癌症的发生吗　　　　　　　　　33

40 · 肥胖的干预方式　　　　　　　　　　　　34

41 · 膳食补充剂可以预防癌症吗　　　　　　　　35

42 · 常见的膳食补充剂及每天摄取参考值　　　　35

43 · 什么是科学的膳食原则　　　　　　　　　　36

44 · 运动有助于预防癌症　　　　　　　　　　　37

45 · 哪些运动方式最适宜健康　　　　　　　　　37

46 · 什么程度的锻炼最适宜　　　　　　　　　　38

预防胜于治疗

-------------------------------- 41 --------------------------------

47 · 什么是癌前病变　　　　　　　　　　　　　42

48 · 癌症的预警信号有哪些　　　　　　　　　　43

49 · 我们该如何预防癌症　　　　　　　　　　　44

50 · 永远不要忘记"预防胜于治疗"　　　　　　　44

肺　癌

──────────────────────────────── 45

51 · 肺癌,癌症第一杀手　　　　　　　　　　　45

52 · 导致肺癌的真正原因是什么　　　　　　　　45

53 · 肺癌与吸烟的关系　　　　　　　　　　　　46

54 · 吸烟和不吸烟对肺癌而言有区别吗　　　　　47

55 · 吸烟多年,现在戒烟还有用吗　　　　　　　48

56 · 面对大气污染,我们能做些什么　　　　　　48

57 · PM2.5和PM10哪一种危害更大? 该如何预防　　49

58 · 防霾口罩的常识、误区、注意事项与选择建议　51

59 · 家居环境中哪些因素与肺癌发生有关? 该如何预防　52

60 · 哪些慢性肺疾病可能伴发肺癌　　　　　　　52

61 · 肺癌有哪些"蛛丝马迹"　　　　　　　　　53

62·哪些食物与肺癌预防有关   53

63·肺癌的预防要点   54

结直肠癌 ————————————————————— 55

64·导致结直肠癌的原因有哪些   55

65·哪些慢性肠道疾病可能演变为结直肠癌   55

66·肠息肉会演变成结直肠癌吗   56

67·久坐不动易患结直肠癌吗   57

68·成人每天最佳身体活动量是多少   57

69·肥胖与结直肠癌的关系   58

70·补钙真的能预防结直肠癌吗   58

71·排便习惯及性状的改变是结直肠癌的预警信号吗   59

72·如何区分便血的性质   59

73·阿司匹林可以预防结直肠癌吗   60

74·哪些饮食习惯易招惹结直肠癌   61

75·哪些食物可以预防结直肠癌   62

76·结直肠癌的预防要点   63

胃　癌 ——————————————————————— 64

77·胃癌的致病原因有哪些   64

78·酒精会不会导致胃癌   65

79·幽门螺杆菌是胃癌发生的危险因素   65

80·慢性胃炎会导致胃癌吗   66

81·检验单上"肠上皮化生"是什么意思？与胃癌有关吗   67

82·胃溃疡与胃癌相关吗   67

83·什么是遗传性胃癌   67

84·长期贫血和胃癌有关系吗   68

85·胃息肉会转变为胃癌吗   69

86·哪些饮食习惯与胃癌的发生有关　　　　69

87·哪些食物可预防胃癌　　　　70

88·如何早期发现胃癌　　　　71

89·胃癌的预防要点　　　　72

乳腺癌 --- 73

90·乳腺的结构　　　　73

91·乳腺有肿块就一定是癌吗　　　　74

92·乳腺癌一定会有肿块吗　　　　74

93·乳腺增生与乳腺癌的区别　　　　75

94·乳腺癌会遗传吗　　　　76

95·如果存在 BRCA1/2 基因突变该如何应对　　　　76

96·肥胖会导致乳腺癌吗　　　　77

97·坏情绪与乳腺癌的发生有关吗　　　　77

98·乳腺癌的发生与女性生理周期的改变有关吗　　　　78

99·告别丁克,做一个"完美女人"　　　　78

100·母乳喂养有利于乳腺健康　　　　79

101·口服避孕药会增加乳腺癌的患癌风险吗　　　　80

102·豆制品到底会不会导致乳腺癌的发生　　　　80

103·雪蛤、蜂王浆等"美容圣品"会促进乳腺癌发生吗　　　　80

104·隆胸会导致乳腺癌吗　　　　81

105·男性也会得乳腺癌　　　　81

106·哪些食物与乳腺癌预防有关　　　　82

107·如何进行乳房自我检查　　　　83

108·乳腺癌的预防要点　　　　83

宫颈癌/卵巢癌 --- 84

109·导致宫颈癌的原因有哪些　　　　84

110 · 什么是接触性出血？发生接触性出血该怎么办　　　85

111 · 排卵性出血和接触性出血有什么区别　　　86

112 · 宫颈糜烂需要治疗吗　　　86

113 · 什么情况下需要做TCT检查　　　87

114 · 什么时候适合做宫颈刮片检查？做宫颈刮片检查有哪些要求　　　87

115 · 怎样解读宫颈刮片报告　　　88

116 · 什么是HPV病毒？HPV病毒会导致宫颈癌吗　　　89

117 · 有HPV感染就一定会得宫颈癌吗　　　90

118 · HPV疫苗有效吗　　　91

119 · 多大年龄适合注射HPV疫苗？其不良反应及费用如何　　　93

120 · 哪些人群不能接种HPV疫苗　　　93

121 · HPV感染后如何进行筛查　　　94

122 · 感染了HPV还能怀孕吗　　　95

123 · 男性也会感染HPV吗　　　95

124 · 什么是宫颈上皮内瘤变（CIN）？如何正确解读CIN分级　　　96

125 · 如果出现宫颈上皮内瘤变该如何处理　　　96

126 · 白带出现哪些改变需要重视　　　97

127 · 雌激素的变化与妇科肿瘤的发生有关吗　　　99

128 · 长期口服短效避孕药易增加卵巢癌风险吗　　　100

129 · 什么是遗传性乳腺癌及卵巢癌综合征　　　101

130 · 子宫肌瘤会癌变吗　　　102

131 · 什么是子宫内膜癌？如何预防　　　102

132 · 宫颈癌的预防要点　　　103

肝　癌　　　105

133 · 原发性肝癌发生的原因有哪些　　　105

134 · 预防肝癌从预防肝炎开始　　　105

135 · 避免食用黄曲霉毒素污染的食物　　　106

136·长期饮酒会诱发肝癌吗　　107

137·脂肪肝会演变成肝癌吗　　107

138·肝硬化是不是肝癌的癌前病变　　108

139·甲胎蛋白与肝癌有什么关系　　109

140·警惕不明原因的牙龈及鼻出血　　109

141·哪些食物与肝癌预防有关　　110

142·肝癌的预防要点　　111

食管癌　　112

143·食管癌的发生与哪些因素有关　　112

144·食管癌的早期症状有哪些　　113

145·"烫"出来的食管癌　　114

146·哪些食管疾病与食管癌相关　　115

147·进食存在哽咽感要重视　　115

148·胸骨痛，要警惕食管癌　　116

149·食管癌的预防要点　　116

胰腺与胆道系统肿瘤　　117

150·胰腺的位置和形态功能　　117

151·胰腺癌的致病因素有哪些　　118

152·牙周炎会引起胰腺癌吗　　118

153·只有糖尿病才"三多一少"吗　　119

154·肚子痛别老当"老胃病"　　120

155·胰腺疾病也会出现黄疸　　120

156·老拉肚子会是胰腺疾病引起的吗　　121

157·慢性胰腺炎是否可导致胰腺癌　　121

158·胆囊癌的致病原因　　121

159·如何鉴别胆囊息肉和胆囊癌　　122

160·不吃早饭真的会导致胆囊疾病吗　　　　122

161·胰腺癌和胆囊癌的高危人群　　　　123

162·胰腺癌的预防要点　　　　124

鼻咽癌 --- 124

163·鼻咽癌简介　　　　124

164·鼻咽癌发病的主要地区和人群分布　　　　125

165·鼻咽癌有哪些"蛛丝马迹"　　　　125

166·鼻咽癌的鼻塞与普通鼻塞有何不同　　　　126

167·鼻咽癌引起的耳鸣有什么特点　　　　127

168·EB病毒和鼻咽癌的关系　　　　127

169·鼻咽癌的发生与饮食因素有关吗　　　　128

170·鼻咽癌会遗传吗　　　　128

171·鼻咽癌的癌前病变有哪些　　　　128

172·鼻咽癌的高危人群　　　　129

173·鼻咽癌的预防要点　　　　129

前列腺癌 --- 130

174·前列腺的结构　　　　130

175·前列腺癌——中老年男性的头号杀手　　　　130

176·前列腺癌的致病因素有哪些　　　　131

177·前列腺癌的早期表现有哪些　　　　132

178·前列腺增生会导致前列腺癌吗　　　　132

179·晒太阳可以预防前列腺癌吗　　　　133

180·哪些营养素与前列腺癌预防有关　　　　133

181·前列腺癌的预防要点　　　　134

甲状腺癌 -- 134

182·甲状腺的结构和功能   134

183·电离辐射会导致甲状腺癌吗   135

184·碘盐过多摄入是否会引起甲状腺癌   136

185·怎样鉴别颈部包块的性质   136

186·为什么甲状腺癌偏好年轻女性   137

187·甲状腺癌真的已经成为一种慢性病了吗   138

188·发现甲状腺结节后,如何调整饮食   138

189·甲状腺癌的预防要点   139

附　美国癌症协会癌症预防营养和运动指南（节选）   140

癌症的基础知识

生命何其珍贵。有了生命，人才会有快乐和悲伤；有了生命，人才会有理想与希望。然而一份癌症诊断书往往会改变一个人的一生、一个家庭的未来没有人愿意收到这样一份诊断书，所以我们要未雨绸缪。所幸，大部分癌症是可以预防的。

想预防癌症要先从认识癌症开始，那么癌症是怎么一回事呢？让我们一起来了解一下吧。

1. 癌症简史

研究表明,7 000万～8 000万年前的恐龙化石和170万年前直立猿人化石已被发现有癌症发生的征兆。公元前3000年古埃及文献中已有关于人类罹患癌症的记载。公元前1900年至公元前1600年我国青铜时代的古尸颅骨已被证实有癌症存在。公元前500年印度就有人局部使用砷剂治疗肿瘤。公元前400年希波克拉底已认识到疾病与环境的关系,首先发现了肿瘤有良恶性之分,并提出了癌症发生的体液理论,建议用有"螃蟹"含义的希腊术语来描述癌症。公元前168年,意大利罗马医生盖伦相信早期癌症是可以根治的,同时认为不健康的食物和恶劣的气候与癌症的发生有直接关系。在我国,《黄帝内经》中就有对乳腺癌发病、发展、转移、死亡的临床过程和预后情况的详细描述,并详细介绍了相应的治疗方法。唐代孙思邈的《千金要方》中也有关于癌症方面的中医论述及治疗,并强调应该"上医治未病"。

因此,癌症绝不是现代才有的疾病,癌症的历史源远流长。

2. 癌症和肿瘤是不是一回事

在门诊中常会碰到一些患者非常紧张地来就诊,一进门就愁眉苦脸的:"医生,我得肿瘤了,这可怎么办呀? 我是不是没治了? 你可得帮帮我!"当医生通过一系列的鉴别诊断告诉患者他的肿瘤是良性的时候,患者仍然不敢相信:"肿瘤不都是坏东西吗? 我周围就有好几个得肿瘤的,可折腾了,又是手术又是放化疗的……"

这位患者说的,是癌症! 癌症和肿瘤可不是一回事! 肿瘤是一类疾病的总称。它是指人体局部组织细胞在各种因素刺激下引起过度生长而形成的新生物,常表现为局部的包块。任何年龄、各个部位、所有器官和组织都有可能发生肿瘤。

肿瘤从性质上可分为良性肿瘤和恶性肿瘤,恶性肿瘤根据组织来源的不同又可分为癌和肉瘤。例如,像皮肤、内脏黏膜、分泌腺等上皮组织来源的恶性肿瘤,我们称之为癌,如皮肤癌、胃癌、肺癌、胰腺癌、甲状腺癌等;而除上皮来源之外,如骨、脂肪、肌肉、软组织等来源的恶性肿瘤,我们称之为肉瘤,如骨肉瘤、脂肪肉瘤、横纹肌肉瘤、软组织肉瘤;来源于淋巴、造血组织的恶性肿瘤可称为白血病、恶性淋巴瘤、恶性组织细胞病等。

通俗一点说,只有恶性肿瘤才可以称为癌症。

3. 癌症是可以预防的吗

答案当然是肯定的。

癌症的发生是由多因素造成的。其中5%～10%的癌症由相关遗传基因引起,剩下的90%～95%的癌症与细胞内遗传物质的改变和损伤的长期积累有关。这些损伤的原因与潜在的社会决定因素密切相关,总体来说可以概括为三类:直接因素、中介因素和根本因素。

(1) 直接因素:主要包括行为生活方式因素和环境理化因素,如吸烟、饮酒、高脂肪及低纤维素的饮食、环境污染、化学物质的职业暴露、辐射、缺乏运动、微生物的感染等。这些因素并不会使癌症迅速发生,但是随着年龄的增长,它们促使癌症发生的风险将成倍增加。

(2) 中介因素:主要是指年龄、性别、种族、居住地、婚姻状况及社会经济等一些客观因素。

(3) 根本因素:即原因的原因,包括文化、社会经济、卫生政策和社会治理。

因此,国际抗癌联盟(UICC)称,若能戒烟、节食、限制饮酒、有规律地进行锻炼及接种针对致癌感染的疫苗,约有40%的癌症是可以预防的。

综上所述,只要拥有科学的生活方式、健康的环境因素,大部分癌症是可以避免及预防的。

4. 癌症是不治之症吗

癌症不是不治之症。

人们常常谈癌色变,认为癌症是不治之症。事实上,随着医疗技术的不断发展,现如今的癌症是可治的,甚至部分癌症是可以治愈的,关键是我们要重视它,并能付诸行动积极预防它。

早在20世纪80年代,世界卫生组织(WHO)就认为世界上1/3的癌症可以预防,1/3的癌症可以早期发现,剩下1/3的患者是可以经过治疗延长生命的。如今已过去30多年,医疗水平较前明显提升。

2016年3月肿瘤学著名期刊《癌症》(Cancer)杂志发表的美国癌症统计

年度报告显示,癌症的死亡率稳步下降,整体死亡率下降20%。2015年国家癌症中心中国肿瘤登记中心陈万青教授撰文表示2000—2011年我国癌症的发病率较前明显上升,但自2006年之后我国的癌症死亡率持续下降。其中,胃癌、食管癌、肝癌的发病率和死亡率都有明显减少。尽管发病率降低了,但由于人口基数的增加和老龄化,新增病例的数量仍然非常大。对感染的控制可能也对这个趋势有影响,比如对导致肝癌的乙型肝炎病毒(HBV)、丙型肝炎病毒(HCV)的控制,对导致胃癌的幽门螺杆菌的控制,这些直接降低了肝癌、胃癌的发病率。

在我国癌症高发区,通过初筛普查发现了很多早期癌症患者,经过正规治疗后5年生存率非常高。例如,胃癌达到90%,食管癌达到90% ~ 95%,肺癌达到80%,肝癌达到70%,无淋巴结转移的肠癌达到75%,早期乳腺癌达到90%。而晚期肿瘤的5年生存率不到5%。因此,癌症的预防及早期发现、早期诊断、早期治疗至关重要。

5. 癌症找上门是因为运气不好吗

2015年,美国约翰·霍普金斯大学的两位学者统计了31种癌症的发病率并进行分析,他们认为其中22种癌症的发生是由于机体组织内部的正常干细胞在DNA复制过程中发生了随机突变,由此认为我们身边的大部分癌症的发生是随机的,通俗一点说是由于运气不好。

这一研究结果似乎能够解释我们身边具有良好生活方式却依然罹患癌症的现象。

但是,癌症的发生从来就不是单一的,对于癌症的发生,不论原因,都必有直接的基因突变。但致癌基因突变与癌症是两个完全不同的概念。至于基因突变的原因是遗传、环境,或是感染,都是间接的。从大数据来看,可以说所有突变都是概率事件,而这种概率主要是由遗传、环境、感染影响形成的,因此罹患癌症将其归结于运气不好是不明智的。

6. 癌症是如何从一粒"种子"长成"参天大树"的

随着生物科技的进步,关于癌症发生与发展机制的研究结果被不断地刷新。但到目前为止，谁也无法撼动"癌症基因学说"这一理论基础，通俗一些说，癌症的发生与基因密切相关。

人体组织由千千万万个细胞所组成，而在细胞中又包含原癌基因。这些原癌基因参与了正常细胞调控及信号转导过程，同时对正常组织的分化至关重要。一个细胞在新生代谢的过程中的一个异常行为就可能导致原癌基因突变（异常行为的原因可能为细胞本身的遗传性、细胞自身的随机错误、致癌物质的刺激等），进而导致这个细胞异常的复制增生。这些异常复制增生的细胞会逐渐在其所在的组织中形成一个小细胞克隆群，进一步发生基因的变异，使得某些祖细胞或是干细胞的增殖能力或是寿命不断加强，成为癌前病变，我们称它为癌变的启动。

癌变的过程可以很短，迅速完成；也可以很长，需要数年、数十年或是更长，我们称之为潜伏期。在潜伏期，这些癌前细胞可以退回正常状态或是无限期地停留在癌前的状态，也可以迅速进展为恶性肿瘤。其中，迅速进展的原因可能和现实生活中的多种启动剂有关，比如烟草和辐射，它们可以刺激细胞进一步癌变，形成癌前细胞。

这些癌前细胞历经多种启动剂的刺激后进入异常细胞的快速增长过程，原先的细胞克隆群慢慢形成了小的、良性的肿瘤。

在这一阶段，可能会接触到促癌剂等致癌物质，如过度加热的油脂（容易

小贴士

什么是干细胞和祖细胞

干（gàn）细胞即为起源细胞。

干细胞是具有增殖和分化潜能的细胞，具有自我更新复制的能力（self-renewing），能够产生高度分化的功能细胞。

人体内的细胞每天都在进行着新陈代谢，老的细胞衰亡了就需要有新的细胞顶上，这个过程叫细胞的分化。当一些细胞彻底分化前，可能转化成某种中间细胞，即祖细胞。祖细胞相当于一个组织内的骨干力量，相当于"部门经理"的角色，对于下一步的分化具有明确的目标，然后"发展"众多的"部门职员"。

产生有毒化合物,像丙二醇等)、糖类(容易产生有毒的化合物,且会刺激胰腺导致胰岛素分泌异常)、各种食品添加剂中的有毒物质、经过加工的含有大量激素及抗生素的肉类、居住在环境中充满各种化学添加剂的房子里,或是由于长时间的工作使自己总是处在一种不愉快、压力、沮丧等不舒服的状态之下等。如果发生接触,这些致癌因子中的某个点可能会在身体最虚弱的时候促进体内的不良细胞进入速度失控的繁殖和增长阶段,使得良性肿瘤发生基因变异,从而形成远处肿瘤细胞克隆(转移)。因此,癌症的早期预防及早期筛查非常重要。

7. 什么是癌症的三级预防

癌症的预防分为:① 病因学预防,即一级预防;② 发病学预防,即二级预防;③ 在临床上治疗癌症时,设法预防癌症的复发和转移,称为癌症的三级预防。

一般而言,当人体暴露于致癌因素后,经过1年、数年或几十年的潜伏期(诱发期)后,才可能导致癌症的发生。癌症的发生可以是单因素的,也可以是多因素的。癌症的形成往往存在癌前病变,这种癌前病变不是癌,其可能转化成癌,也可能回归于正常状态。因此,在癌症发生前的几年或是几十年的潜伏期(诱发期),是我们进行病因学预防(也就是一级预防)的时间,这一段时间非常漫长,对于癌症预防时间而言也是足够的。如果我们能从这个时期开始进行预防,便能从源头减少癌症的发病率,同时还能减少与癌症相关的其他慢性疾病。

8. 我国常见的癌症类型

2017年中国城市最新研究数据报告显示,中国人最易患的癌症依次为肺癌、胃癌、结直肠癌、乳腺癌、食管癌、肝癌。与既往数据相比较,肺癌仍然保持在我国癌症发病率和死亡率的第一位,甲状腺癌的发病率的上升趋势明显升高。

儿童恶性肿瘤的类型与成人有很大差异,成人主要是胃癌、肺癌、乳腺癌等恶性肿瘤,多来自上皮组织;儿童的实体瘤多来源于中胚叶组织或间叶组织细胞。

全国肿瘤防治研究办公室一项基于145个以人群为基础的儿童恶性肿瘤研究的数据分析表明，2000—2010年我国0～14岁儿童恶性肿瘤标化发病率为87.1/100万，男性高于女性，城市地区高于农村地区，其中发病前五位的恶性肿瘤分别为白血病、中枢神经系统肿瘤（神经上皮组织来源肿瘤，包括神经胶质细胞和神经元细胞在不同分化期所发生的肿瘤）、淋巴瘤、骨肉瘤和肾肿瘤。

这些疾病发生的主要原因还不十分明确，但可以确定的是一部分来源于母体或是基因缺陷。另外一部分和孕产期有害物质的接触、生活习惯及环境因素等有关。

病因和危险因素

　　据统计，有80%左右的癌症与环境及生活方式有关。如果我们注意减少工作和生活环境中的致癌因素，注意保持精神情绪的乐观、稳定，并能重视锻炼身体、调整人际关系、维护自身的免疫功能，就能明显减少癌症的发生。

9. 病毒感染会导致癌症的发生吗

癌症的发生与感染之间的关系研究是一个漫长的过程。从19世纪末首次报道肝吸虫与肝癌之间的联系到20世纪90年代初发现幽门螺杆菌与胃癌之间的关系,感染因子被认为是重要的致癌物之一。据统计,与感染有关的癌症约占我国癌症总数的40%。病毒感染致癌的作用机制主要分为三类:直接致癌、经慢性炎症致癌和经免疫抑制间接致癌。理论上来说,这些由感染引起的肿瘤都是可以通过疫苗接种来预防的或是在感染早期就得到治疗。但是由于社会环境因素、医疗水平和个人文化水平的差异,很多慢性感染并未得到重视并进行有效的防治,进而导致癌症的进一步发生。

10. 已经被证实与癌症发生相关的病毒感染有哪些

目前已经被证实与感染有关的常见肿瘤有以下几种。

(1) EB病毒与鼻咽癌 (直接致癌):EB病毒 (epstein-barr virus, EBV) 又称人类疱疹病毒4型 (human herpesvirus 4, HHV-4) ,由 Epstein 和 Barr 于1964年首次发现,是最早的被认为是多种恶性肿瘤 (如鼻咽癌、Burkitts 淋巴瘤、霍奇金病、NK/T细胞淋巴瘤) 的相关病因之一。它主要感染人类口咽部的上皮细胞和B淋巴细胞。传染源为病毒携带者和患者。主要传播途径为经口密切接触,飞沫传播也有可能,但并不重要。EB病毒与鼻咽癌的关系:EB病毒感染患鼻咽癌的相对危险度是无感染者的20倍及以上 (关于EB病毒是如何导致鼻咽癌的过程在稍后的鼻咽癌部分中做详细解释) 。

(2) 乙型肝炎病毒 (HBV) 和肝癌 (经慢性炎症致癌):HBV是一种DNA病毒,肝细胞是其唯一确证的复制场所。HBV能引发肝组织的慢性破坏。据统计,全球有20亿人被感染过,其中大约有3.6亿人是慢性感染,这些感染中包括肝衰竭、肝硬化、原发性肝细胞癌、部分胆管癌和非霍奇金淋巴瘤。HBV可以通过皮肤和黏膜接触感染者的血液和其他体液感染。其中,病毒浓度最高的为血液和伤口分泌物,其次是精液和阴道分泌物,最低是唾液。但是,HBV仅仅是肝癌的高危因素之一,并不是所有的乙型肝炎患者最后都演变成肝癌。

(3) 幽门螺杆菌 (HP) 与胃癌:HP是一种革兰阴性微需氧菌。世界上约有50%的人有HP感染。感染通常发生在儿童时期,如果不进行治疗,可终身种植于人的胃黏膜上皮,引起多种肠道疾病。HP不仅仅会损伤胃黏膜,引起炎症反应,还会产生各种内源性自由基,诱发DNA损伤、细胞恶性转化与增殖。

(4) 人乳头瘤病毒 (HPV) 与宫颈癌:HPV是一种小的DNA病毒,可感染人的皮肤和黏膜上皮细胞,诱发细胞增生,产生乳头瘤样病变。HPV感染可以引起一些良性肿瘤,如乳头状瘤、纤维瘤和疣。但近年的研究表明,宫颈上皮内瘤变及宫颈癌与高危型HPV的持续感染密切相关。

11. 慢性炎症与癌症有什么关系

尽管前面我们提到癌症是一种基因病,但越来越多的证据显示,组织周围中的炎症也参与了癌症的发生与发展。

癌症和炎症通常是由两个途径联系:内在途径和外在途径。

(1) 内在途径:通过激活我们体内的致癌基因来完成,这些反应包括很多种方式,如基因突变、染色体重排、基因扩增,甚至是抑癌基因的失活。这些方式会直接导致反应中的细胞产生炎症介质,从而在肿瘤的发生过程中形成炎症的微环境,但实际上其中并没有炎症的发生 (如炎性乳腺癌)。

(2) 外在途径:主要是由于某些器官和组织出现了炎症或是感染,继而增加了这些组织和器官罹患癌症的风险 (如结肠癌、胃癌、前列腺癌和胰腺癌)。

一旦这两个途径汇合,可以导致肿瘤细胞内的转录因子激活,而这些转录因子的激活将导致更多的炎症介质释放,更多的炎症微环境形成,进而促进肿瘤的发生。

12. 哪些慢性炎症的迁延与癌症发生有关

目前,已被证实的与肿瘤发生相关的慢性炎症有以下几种。

与肿瘤发生相关的慢性炎症

病理状态	相关肿瘤	致病因素
石棉沉着、硅沉着病	胸膜间皮瘤、肺癌	石棉纤维、二氧化硅
支气管炎	肺 癌	吸 烟

（续表）

病 理 状 态	相 关 肿 瘤	致 病 因 素
膀胱炎	膀胱癌	长期留置尿管
牙龈炎、口腔黏膜扁平苔藓	口腔黏膜鳞状细胞癌	
炎症性肠病（克罗恩病、溃疡性结肠炎）	结直肠癌	
硬化性苔藓	女性外阴鳞状细胞癌	
慢性胰腺炎	胰腺癌	胰蛋白酶原基因突变、酗酒
反流性食管炎、Barrett食管	食管癌	胃酸
皮肤炎症	黑色素瘤	紫外线
吸虫病、胆管炎	胆管癌、结肠癌	肝吸虫、胆汁酸
慢性胆囊炎	胆囊癌	细菌、胆囊结石
胃炎、胃溃疡	胃腺癌、胃恶性淋巴瘤	幽门螺杆菌
肝炎	肝细胞性肝癌	乙型肝炎、丙型肝炎
盆腔炎、慢性宫颈炎	卵巢癌、宫颈癌	淋病、衣原体、人乳头瘤病毒

因此，当出现炎症反复感染或是长久不愈时，请到医院及时就诊，防止病情的进一步迁延。

13. 癌症的发生与人体自身免疫力有关吗

免疫是人和动物所特有的一种生理功能，用于识别"自己"和"非己"成分，破坏各种侵袭人体的病原体，使机体免受感染或是防御疾病。同时，它还可以通过消灭人体自身生理活动所产生的损伤细胞和肿瘤细胞等，来维持人体的健康。

人体内的细胞日夜不停地进行新陈代谢，每天都会产生少数癌细胞。正常情况下，机体免疫系统随时都在监视和及时消灭这些异常细胞，这在医学上称为"免疫监视功能"。人体免疫力主要依靠白细胞。白细胞有很多种，其中T细胞、B细胞和NK细胞对人体自身癌细胞有杀灭作用。发现癌细胞后，T细胞首先主动出击，与癌细胞接触并牢牢地将其粘住，用它的武器——酶使癌细胞膜的功能发生改变，使癌细胞内部的钾离子大量流出，同时将钠离子、钙离子及水分大量注入，这样癌细胞便会失去渗透平衡，很快就会死亡。随后,B细胞会"参战",可合成特异的抗体——免疫球蛋白,分布到全身体液中,形成体液免疫"战场"。通过细胞免疫和体液免疫的协同作用,机体会及时清除体内产生的癌细胞,保持机体的健康。但是当人体免疫功能减弱或被抑制时,就会失去"作战"能力,癌细胞便会继续增殖下去,形成临床可见的癌症。由此可见,健全的免疫功能对于人体健康非常重要。

14. 激素会致癌吗

激素是一个比较确切的可以诱发癌症的因素。正因为如此,人们在使用激素类物质(特别是药物)时是比较小心的,女性尤为如此,尤其是绝经后的女性和更年期女性补充雌激素更具危险。

当然,也不必谈"激素"色变,事实上,激素致不致癌要看使用的是什么激素和怎么使用。

目前认为,女性的乳腺癌、子宫内膜癌和男性的前列腺癌与性激素相关。

15. 辐射是癌症的诱发因素吗

辐射是癌症的绝对诱发因素之一。但是并不是每一种辐射都会致癌。我们先来看一张图。

从这张图上我们可以看到生活中的辐射有两大类:电离辐射和非电离辐

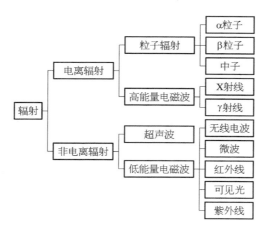

·生活中的辐射分类·

射。其中，电离辐射可直接导致细胞的DNA破坏和基因突变，与癌症的发生密切相关，如第二次世界大战后的广岛和长崎，多种癌症高发，特别是甲状腺癌、白血病、皮肤癌、肺癌等；苏联切尔诺贝利核电站的爆炸导致放射性核素的泄漏使得当地癌症发病率逐年增加。

而非电离辐射能量较低，对周围环境的主要影响为电磁影响，与癌症发生的关系目前并没有明确的定论。

16. 医学影像学检查对人体健康有影响吗

身边常有人对于接受X线及CT检查有顾虑，认为这些检查可能引发癌症。前面我们提到过，只有损伤DNA分子的电离辐射才能致癌，而到目前为止并没有证据证实非电离辐射可以诱发癌症。医学影像学检查分为电离辐射和非电离辐射。像X线、CT、核医学检查（骨扫描、PET–CT）属于电离辐射，是可能致癌的辐射源；MRI、超声检查属于非电离辐射，与癌症发生无关。那么X线及CT检查究竟该不该做呢？其实这关键还是要看照射的剂量。

美国食品药品管理局（FDA）认为，每接受10 mSv的电离辐射会增加患癌概率达0.05%。正常环境下，人体1年接受的辐射剂量为3~4 mSv。一张X线的辐射为0.1 mSv，相当于暴露在自然环境下10天。CT相对辐射量较高，但不同部位的CT检查所产生辐射量也不同，其中头部CT的辐射量较低，一次辐射量为2 mSv，相当于暴露在自然环境中8个月；腹部、盆腔部辐射量略高，一次为10 mSv，相当于暴露在自然环境中3年。而核医学检查，如PET–CT一次检查的辐射量为6 mSv，相当于暴露在自然环境中2年。但在PET–

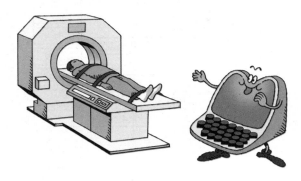

·医学影像学检查引发癌症的可能性极低·

CT检查时可能有放射性物质进入人体，这些物质在人体内会向周围环境产生辐射，因此做完PET-CT后72小时应远离人群，尤其是孕妇和儿童，要多喝水，加快放射性物质的排泄。

17. 生活中哪些电磁辐射会导致癌症的发生

我们生活中的辐射一般为非电离辐射，包括光(可见光、紫外线、红外线)和电磁辐射(手机、微波炉、电视、冰箱、计算机以及附近的高压电缆)。可以说，我们每一个人都处在一个复杂的电场和磁场混合的环境中。

紫外线是一种与人类健康密切相关的辐射，天然紫外线对人体健康起到非常重要的作用，但是过度的照射也有可能导致皮肤癌。另外，同侧、长时间手机使用与低级别胶质瘤发病相关。许多儿童和青少年是这一不良习惯的受害者。由于青少年的耳和颅骨比成年人的更薄，因此他们在使用手机时，脑部吸收的辐射比成年人要高出50%以上，目前认为长期使用手机(10年以上)，可能会增加脑瘤罹患的风险。还有一些研究认为，极低频电磁辐射与白血病、淋巴瘤有关。

辐射是人类癌症的一个概率病因，但辐射不是唯一的致癌因素，人类生活环境中的化学、生物和其他物理致癌因素有成千上万种，由辐射所诱发的癌症只占人类环境的1% ～ 3%，所以不必谈"辐射"色变，应正确看待辐射与癌症发生之间的关系。

小贴士

怎样计算辐射剂量

Gy：每1 kg受照物质吸收1 J核辐射能时，其核辐射剂量称为1 Gy，1 Gy=1 000 mGy。每接受1次胸透的辐射剂量约2.1 mGy，拍摄1次X线片的辐射剂量约0.07 mGy。

18. 癌症会遗传吗

癌症会不会遗传，一直以来是人们关心的话题。前面提到癌症是一种基因病,这种基因病分为先天性的和后天性的。先天性的癌症占癌症总数的5%～10%,如遗传基因缺陷现象、部分的家族聚集现象,我们姑且将这种先天性的癌症称为遗传性癌症;而剩下的90%～95%的癌症属于后天性的基因改变,与外源性因素密切相关。

我们先来看看家族聚集现象。所谓家族聚集现象主要是指一个家族中有多位罹患癌症。这种情况看起来是遗传性的,但实际上并不一定,因为它并没有存在基因上的缺陷,所以目前无法确定到底是遗传引起的还是生活习惯和环境引起的。比如,这个家庭中有人抽烟,家里到处充斥着二手烟,那么其家庭成员患癌的概率肯定比其他人群来得高。或者家里饮食不健康,每天不运动,一家都是大胖子,那么患病的可能也是高于其他家庭的。因此,对于这一部分原因引起的癌症的家族聚集现象,最好的预防方式就是从生活习惯入手,保持良好的生活习惯。

遗传基因缺陷现象即我们常说的遗传性癌症,是一种先天性的基因改变。它是指致癌基因变异从父母传给子女。例如,婴幼儿期就发生的视网膜母细胞瘤、肾母细胞瘤、神经母细胞瘤等,以及消化道系统的常染色体显性遗传病——家族性结肠息肉病,发病从青少年开始,随着年龄的增大息肉也越来越大,越来越多,最终发展为腺癌。这种基因改变所引发的癌症占所有癌症的1%,虽然遗传倾向非常大,但并不意味着100%会传给后代。这一类癌症可以通过基因检测来有针对性地减少患癌的可能性。

综上所述,遗传虽与部分癌症有着密切的相关性,但是绝大多数癌症是环境和个体遗传易患性共同作用的结果。因此,改善周围环境,养成良好的生活方式,必要时对于遗传性癌症的高危人群介入基因检测,提早预防和诊治,是可以预防和控制癌症的发生和发展的。

19. 如何进行肿瘤遗传咨询

首先,要选择专业的临床肿瘤学机构及专业的肿瘤科医生。在进行咨询之前,医生通常要采集您家族里至少三代人的病史,做出一个家系图,同时收集尽可能多的家族中的每个癌症患者详细信息。

其次,肿瘤遗传咨询及肿瘤监测的主要目的是预防恶性肿瘤。因此,在完善家系分析后,医生会对咨询者建立初步的风险评估,给出个体化风险筛查的建议,同时需要咨询者提供相应的遗传检测样本及签署知情同意书。

最后,根据检测结果给出详尽的筛查建议。

20. 癌症会传染吗

这个命题往往包含两种情况:① 导致癌症的病毒或者细菌有传染性;② 癌细胞本身从一个患者传到另一个患者。

首先我们来看第一种情况:导致癌症的病毒或者细菌有传染性。这种情况其实很好理解,虽然并没有任何一种感染会100%导致癌症,但至少有3类细菌(或病毒)能促进癌症的发生,如乙肝病毒致肝癌、人乳头瘤病毒(HPV)致宫颈癌、幽门螺杆菌致胃癌。这些病毒(或细菌)在日常生活中可以在人与人之间接触传播,但是并不是感染了这些病毒(或细菌)的个体就一定会得相关的癌症。感染到癌症是一个漫长的进阶过程,只要积极防治完全可以预防癌症。相对于这种情况,大家更关心的是癌症细胞本身会传染吗?

其实这种担心并不无道理,因为我们常发现同一家庭的成员,如夫妻、翁婿等没有血缘关系的家庭成员患同一种癌症。那么这算不算是癌症传染呢?从理论上来讲,人类癌细胞从一个患者身上传到另一个患者身上的概率基本没有。原因如下:① 癌细胞只要离开人体环境将立刻死亡。② 人体的免疫系统非常强大,对于外来"侵略"将瞬间识别并消除。

事实上,到目前为止,国际上还没有任何的科研证据能直接证明癌症可以通过亲密接触、共用餐具等日常的生活方式来传染。因此,科学界中的普遍认识为人类癌症是不会传染的。

21. "酸性体质致癌说"有科学依据吗

有一段时间,"酸性体质是百病之源,易致癌"这句话流行于大街小巷,酸性体质的特征、如何纠正酸性体质等相关的各种科普文章在网络上流行甚广,而一些碱性保健品也应运而生,瞬间火爆。那么,真的有"酸性体质说"吗?百病之源的罪魁祸首真的是酸性体质吗?

我们先来看看所谓的酸性体质。这个问题实际上有两个概念,一个是人体本身的pH是酸性(pH < 7.0)的,另一个是酸中毒。正常情况下,人体pH

稳定地维持在7.35～7.45,称为酸碱平衡。这是因为人体内存在三大调节系统:① 肾脏可以通过尿液排掉多余的有机酸;② 呼吸系统可以快速排掉多余的CO_2;③ 人体体液本身就是一个缓冲系统。所以,在这三大调节系统的监管下,没有人的血液是酸性的($pH < 7.0$),更别提酸性体质致病了。而事实上,如果人体的血液pH到了中性($pH=7.0$),还没有到酸性,人体自身调节系统就已经崩溃,无法维持正常的生命体征。

现实中确实有酸中毒这个概念,但这在临床上是一个很严重的问题,一般常见于两个方面:① 呼吸系统出现故障,无法排出CO_2;② 肾脏功能受损无法通过尿液排酸。但酸中毒只是一个因脏器功能导致的急性临床症状,与酸性体质一点关系也没有。因此,"酸性体质"的这个概念是不成立的,属于伪科学。

22. 癌症的发生和机体微环境有关吗

癌症的发生和机体微环境失调有关。这里的机体微环境失调指的是一种身体状态的变化,好比中医的"阴阳失调"。前面我们说过肿瘤的发生与基因突变密切相关,但如果仅仅只是基因突变而没有发生侵袭转移,这样的恶性肿瘤危险系数非常低,进行必要的干预后就可以根治。对于恶性肿瘤而言,真正的危害在于它在机体内的侵袭转移。而肿瘤的发生和转移确实与肿瘤细胞所处的内外环境有着密切关系。其中的内环境就是指肿瘤细胞在其发生过程中的微环境,由肿瘤细胞本身、间质细胞、微血管、组织液及少量的浸润细胞等组成。在正常情况下,机体组织间的新陈代谢按照既定的程序有条不紊地进行工作,而随着年龄的增大,或是外界不良食物和环境对机体的长期刺激,导致癌基因的突变和抑癌基因的失活,促进了癌前病变的发生,而癌前病变没有得到及时的处理,进一步形成了恶性肿瘤,这个时候因为肿瘤细胞比正常细胞生长快,组织中血管的供应往往跟不上肿瘤细胞快速增长的脚步,供氧和养料都跟不上,所以新陈代谢也发生了改变,生成了乳酸等酸性代谢产物,最终导致了实体肿瘤周边的微环境变酸性。

因此,事实的真相在于不是酸性微环境导致了肿瘤的发生,而是恶性肿瘤造就了酸性微环境。

23. 环境污染对癌症发生的影响大吗

人类生活的环境由空气、水、土壤、食品等共同组成。生命活动的维持正是由于人体从环境中摄取空气、水和食物,经过消化、吸收、合成,组成人体的细胞和组织的各种成分,并产生能量。

城市给人类创造了无尽的财富和精神资源。然而随着城市发展进程的不断加快,环境污染问题也越来越严重。这些环境污染包括:① 工业生产、燃料燃烧、交通运输等过程中排放的污染物对大气环境的污染;② 大量未经净化的工业废弃物、生活污水和农业生产中的化学品、废物对水源及土壤的污染;③ 装修材料在使用过程中所释放的有害物质;④ 烟草烟雾和厨房油烟的污染。这四种途径所释放出的有害致癌物质对身边的空气、水和食物造成了严重的污染,直接影响了人类的健康。在这个过程中,它可能引发周围人群的体细胞遗传物质 (DNA) 的损伤,而如果刚好细胞中原有修复机制对 DNA 损伤不能修复或是修而不复,正常细胞可能就转化为突变细胞。当突变细胞不断增殖却又没有得到任何干预时,最终会形成肿瘤。这个过程非常漫长,称为潜伏期。有研究表明,环境致癌物诱发的癌症和肿瘤的潜伏期一般为20年左右,长的可达40 ~ 50年,短的1 ~ 2年。这些致癌物中包括煤焦油、芳香胺、矿物油、石蜡油、苯、石棉及电离辐射等。一种致癌物可以引起人体不同部位的肿瘤,同一部位的肿瘤又可由多种致癌物引起。

毋庸置疑,环境污染成为导致癌症发生的极其重要的原因。我们的国家在发展经济的同时也加大了环境保护的力度,采取了很多措施减少或杜绝环境污染现象的发生,如对城市交通的控制、对污染严重企业的叫停、开发新能源等。作为公民,我们应强化绿色环保的意识,积极响应国家关于新能源建设的号召,从我做起,在日常生活中防止有害物质的产生,尽量避免与有害物质的接触。

24. 如何减轻生活中毒素带给我们的伤害

这里的毒素包含所有对我们的身体有害的物质。比如:病毒、有毒的化学品、有毒的有机物、身边的辐射及磁场长期累积带给我们的伤害等。尽管并非所有毒素都会直接致癌,但在日积月累之下这些毒素可能会干扰身体的正常运作而成为癌症的"启动子"或是"促进因素"。例如，人乳头瘤病毒(HPV) 与宫颈癌密切相关，慢性炎症的反复迁延与消化道肿瘤有关，食物中常见的防腐剂苯甲酸钠与维生素 C 相互作用后可形成致癌物苯甲酸，等等。这些毒素无处不在，环绕在我们的身边，防不胜防。即使生活方式或是饮食习惯多么健康，也无法避免现代生活中的各种毒素环境。因此，适当的定期的排毒对于我们而言非常重要。

(1) 饮食排毒：① 轻断食排毒。对于上班族而言，可以选择在周末尝试，但糖尿病患者应避免使用此种方式。② 蔬菜汁排毒。③ 益生菌与膳食纤维的适量增加。

(2) 非饮食排毒：① 汗蒸排毒，比如热水澡、热疗和足浴。这些方式能使毒素通过汗液排出体外，达到排毒的效果。② 适当的灌肠和水化可以清除肠道宿便，使肠道毒素迅速排出体外。

25. 如何预防儿童恶性肿瘤的发生

(1) 从妊娠期开始就必须照顾好自己，切记不能滥用药物，在用药时一定要向医生表明自己孕妇的身份。

(2) 要让宝宝远离污染。像新居装修、新置家具、各种辐射、汽车尾气等不良刺激，对婴幼儿的损伤和危害远比成人严重。

(3) 不要给孩子滥用药物或补品。

(4) 对于先天性疾病应尽早医治。

(5) 家长平时要多注意观察，给孩子洗澡的时候多摸一摸孩子身上是否有肿块。当孩子的口腔、头部、面部、颌下区、颈部等地方出现包块，出现呼吸不畅、吞咽困难，或是牙龈、鼻腔出血，以及皮肤有出血点，面色苍白，贫血及不明原因的发热、消瘦、乏力、精神萎靡时，应及时到正规三甲医院就诊。

26."癌症性格"一说靠谱吗

"癌症性格"是近年来肿瘤学家和心理学家特别关注的一个说法，但是这种说法并不靠谱，因为性格本无所谓好坏之分，不同的性格各有优劣，不能绝对地说哪种好哪种不好，更不应该把性格戴上癌症的帽子，给性格贴上癌症的标签；应该扬长避短，尽量将性格中积极的一面展现出来，避免由消极的一面主导生活。

但是精神心理因素对健康是有一定影响的，它虽然并不能直接致癌，但往往以一种慢性的持续性的刺激来影响和降低机体的免疫力，造成自主神经功能和内分泌功能的失调，使癌细胞突破免疫系统的防御，进而形成癌症。

既往统计资料显示，与普通人相比，性格忧郁、感情不外露的人患癌症的概率比性格开朗的人要高出15倍。而现代医学发现，癌症好发于一些受到挫折后，长期处于精神压抑、焦虑、沮丧、苦闷、恐惧、悲哀等情绪紧张的人。根据肿瘤专家的观察，认为以下几种性格对健康不利。

(1) 过于较真：这类性格表面上逆来顺受，毫无怨言，但生活中一件极小的事便可使其焦虑不安、愤怒不止，心情总处于紧张状态，斤斤计较，好生闷气，不爱宣泄。这类性格太过较真，更易得消化道癌症。太过较真的个性注定了生活中万事不得放松，一切都要问个明明白白，人的精神、心理一定长期处于紧绷状态，得不到松弛。这从心身医学角度而言，不利于内环境稳定，可干扰神经、内分泌及免疫等的功能状态。

(2) 过于抑郁、焦虑：这类性格很内向，表面上处处以牺牲自己来为别人打算，但内心却极不情愿；遇到困难，开始时不尽力去克服，拖到最后又要做困兽之斗；害怕竞争，逃避现实，焦虑不安。

这类性格的人因为长期有不良情绪，更易滋生癌细胞。在引发癌症的因素中，不良个性心理因素占到了15% ～ 20%。抑郁、多疑、好生闷气、多虑等不良情绪是癌细胞产生和发展有效的媒介。

当然，这种说法并没有严谨的科学依据。千万不要不自觉地对照准入，整天担心自己会得癌，背上严重的心理负担。

27. 创伤性经历与癌症相关吗

创伤性经历主要可分为两种：① 严重的突发性压力性事件，强度很大，在当时对人心理造成难以磨灭的创伤，如汶川地震；② 慢性的，成长中点滴的负性事件积累所导致的创伤，这种创伤可能会在潜意识中对人的心理造成一种负性压力和焦虑，长期不能得到释放。

这些创伤性的经历不仅对人的心理和情绪行为造成严重影响，对于人体免疫系统的伤害也不容小觑。据统计,数以万计的免疫系统、神经系统、激素(荷尔蒙)的改变都可能来自压力性事件和环境,进而导致自然杀伤细胞的活性下降或是机体炎症反应的增加,形成人体内适合癌症发生的内环境。

28. 学会自我心理调节,预防癌症发生

人的一生中,总会有各种各样的遭遇或是处于逆境,难免会有各种各样的负性刺激,造成精神的创伤和情绪压抑。而个体对待这些事件的情绪、态度、处理问题的方式等都在不同程度上影响着免疫系统的功能,进而造成各种心身障碍。在临床上,许多癌症患者都经历过较多的负性生活事件。因此,预防癌症除了要保持良好的生活方式及健康饮食外,还需要学会在遇到应激事件或是长期处于压抑的负面情绪时进行自我的心理调节,保持健康的心理状态。

那么,我们该如何来进行自我心理调节呢?

首先,要积极培养正面合理的思维方式:在遇到纠结时,学会换位思考,将事情往好的方面看,用发展的眼光辩证地看,转换几个角度全面地看。避免心理崩溃。先相信问题总有办法解决,再积极寻找解决的办法。孔子曰:"吾日三省吾身。"就是一种非常积极有效的心理保健法,说的是每天要自我检视3次。每天检视一遍当天的言行、想法是否合理正确,是否有偏激和消极,时时注意纠正自己不合理的思维方式。如果遇到始终想不通的问题,靠一己之力无法有效解决,可以求助专业的心理咨询和治疗。

其次,要学会调适管理情绪:强烈而持久的负面情绪会降低机体的免疫力,更是癌症的活化剂。所以,要让快乐成为自己的一种心理习惯和态度。在生活中时常助人为乐,知足常乐,自得其乐,苦中作乐,积极发掘快乐情绪,善于发现事物的积极意义。在察觉到自己的不良情绪时,给自己的情绪一个支撑点,问问自己:"是什么让我产生这样的情绪?"然后肯定自己:"每个人都会有这样的情绪,我也一样!""这就是我现在的真实感受,没什么大不了的!"接着再感受自己的情绪反应情况:"我的反应适度吗?""如果不这样表达会怎样?""我还可以试着怎样表达呢?"如果自我难以控制,可以给情绪一个出口:大哭一场,或是转移注意力;做做运动,听听音乐,改变形象,来一场说走就走的旅行,等等。另外,还可以用主动的行为给自己的情绪松绑。例如,冥

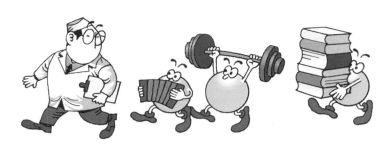

·学会调适和管理情绪·

想、瑜伽等。

另外,试着宽容,接纳。承认生活有高潮也有低谷,宽容豁达地对待周围的人和事。

(1) 培养多种兴趣爱好。

(2) 多晒太阳,适度参加户外运动。

(3) 怀着一颗感恩的心生活。

(4) 多读书,学会慢生活。

(5) 学会恰当地表达自己的感情。

(6) 学会换位思考,不做无谓的联想。

(7) 遇到问题,不要绕着走,保持正念,活在当下。

(8) 多与朋友交往,取得高效的社会支持。

健康生活方式是关键

　　生活方式是什么？生活方式就是一种习惯。刚出生的婴儿没有习惯，但随着时间的延续，个体的衣食住行、饮食结构、休闲娱乐、社会交往、待人接物等的习惯形成了现在的生活方式。这些生活方式中难免会有许多不利于自身健康的习惯，而这些坏习惯可能诱发癌症。不过没关系，我们可以让这些坏习惯成为既往，逐渐改之即可。

29. 烟草与癌症的关系

"烟,味辛,气温,性微热,升阳也,烧烟吸之,大能醉人,勇士唯吸一口或二口,多吸令人醉倒。"——明末张介宾《景岳全书》。

在我国,早在明朝末期,烟草对人体的危害已然引起医者的重视。近一个世纪以来,吸烟与健康的关系一直是很重要的医学和公共卫生热点问题。流行病学研究结果提示,烟草每年可引起500万～600万人死亡,其中吸烟引起的癌症死亡占所有癌症死亡总数的30%以上。

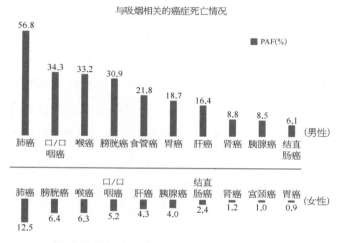

· 吸烟与癌症的关系(来源:《中国医学论坛报》)·

烟草对人体健康的危害主要由于其所产生的烟雾成分含有至少3 500种化合物,其中55种已被世界卫生组织国际癌症研究机构(IARC)确定为致癌物。烟草还被证实是多种癌症的诱因。因此,戒烟对于预防癌症是非常有益的。

小贴士

烟草依赖的诊断标准

在过去的1年内体验过或表现出下列6项中的至少3项,可以做出诊断。

1. 强烈渴求吸烟。

2. 难以控制吸烟行为。

3. 当停止吸烟或减少吸烟量后，出现戒断症状。

4. 出现烟草耐受表现，即需要增加吸烟量才能获得过去吸较少量烟即可获得的吸烟感受。

5. 为吸烟而放弃或减少其他活动及喜好。

6. 不顾吸烟的危害而坚持吸烟。

30. 哪些癌症的发生与吸烟有关

(1) 肺癌：吸烟与肺癌的死亡明显相关。每天吸烟支数越多，吸烟持续时间越长，开始吸烟的年龄越小，则患肺癌的危险性越高。吸烟持续时间比每天吸烟数量影响更大，即每天吸3倍数量的烟肺癌发生的危险度增加3倍；而吸烟持续时间增加3倍者，其肺癌发生的危险度则增加100倍。

(2) 口腔癌：在吸烟的过程中，不仅烟雾中含有致癌物质，而且吸烟时产生的温度和机械刺激也是致癌的重要因素。例如，唇癌常见位置就在口唇上经常衔烟的部位。目前，与吸烟密切相关的口腔癌前病变为口腔白斑。一般认为，约有5%的口腔白斑会发生恶变。

(3) 喉癌：吸烟引发喉癌的报道最早见于20世纪40年代，之后大量的动物实验和临床研究证实了喉癌与吸烟的相关性。临床上，有88% ～ 98%的喉癌患者有吸烟史，50%以上患者每天吸烟超过20支。

总体上，吸烟者患喉癌的危险度是非吸烟者的3 ～ 39倍。此外，持续吸烟、吸不带过滤嘴及焦油含量高的香烟较间断吸烟、吸带过滤嘴和低焦油含量香烟者患喉癌的风险高。

(4) 食管癌：多项文献报道吸烟是食管鳞癌和腺癌的病因学因素，吸烟者比非吸烟者发生鳞癌的危险性高3 ～ 4倍。

(5) 胃癌：吸烟超过40年，患胃癌的危险性增加3.5倍。

(6) 肝癌：35岁以上男性吸烟者肝癌的死亡率比非吸烟者高36%。

(7) 胰腺癌：为唯一独立危险因素。

31. 长期喝酒会导致癌症吗

古今中外，饮酒有悠久的历史，尤其在我国，人们把与饮酒相关的行为称为酒文化。古医书和现代医学研究均认为，适量饮酒可减少和缓解心血管系统疾病。但是过量饮酒甚至是酗酒，不仅会影响人的认知和行为，还会损伤机体功能。而新近的研究证实了酒精（乙醇）摄入与人体7个部位的恶性肿瘤之间有因果关系：口腔癌、喉癌、食管癌、肝癌、结直肠癌、女性乳腺癌。

事实上，酒精是否会导致损害，主要与摄入酒精的量有关，而与酒的种类关系并不明显。酒精不是人体必需的营养物质，酒精含量的计算公式为：

小贴士

肝脏正常的人每天摄入多少酒精比较安全，没有肝炎的人都很关心这个问题，但说法不一，至今还没有定论。目前的研究结果认为，每天饮酒量如下。

葡萄酒：约 50 ml/d。

果酒：约 50 ml/d。

黄酒：50 ～ 100 ml/d。

啤酒：200 ～ 300 ml/d。

白酒：约 25 ml/d。

乙醇（酒精）含量 (g) = 酒量 (ml) × 酒精含量 (%) × 0.8 (酒精比重)

对于患有慢性肝病、高血压、高脂血症、糖尿病的人，以及孕妇、青少年，则应禁忌饮酒。还有一些病毒性肝炎患者，或者是乙型肝炎表面抗原阳性者，也不宜饮酒，此类人群饮酒必是雪上加霜。

32. 水质与癌症的关系

水是生命之源。在没有食物的情况下，人可以存活6周，但如果没有水，1周就会失去生命。人体一切的生理活动，如体温调节、营养物质的输送、废物排泄都需要水来完成。因此，洁净无污染的水是人类健康的必需品。

研究表明，水的某些固有属性、水的摄入量及水中所含种类繁多的各种有益或是有害的物质，与肿瘤的发生与发展相关。

水的属性：溶解性总固体 (total dissolved solids，TDS)、硬度（主要指碳酸钙和碳酸镁的含量）、pH和二氧化硅含量。饮用水中中等含量的溶解性总固体（大约300 mg/L），属硬水，偏碱性（pH > 7.0），并含有15 mg/L的二氧化硅，那么癌症的死亡率可以减少10% ～ 25%。

> **小贴士**
>
> 我国饮用水标准硬度不超过450 mg/L；极软水为0 ～ 75 mg/L；软水为75 ～ 150 mg/L；中硬水为150 ～ 300 mg/L；硬水为300 ～ 450 mg/L。

　　水的摄入量：水的摄入量过少可导致尿中的致癌代谢废物浓度增加，且水的摄入不足可导致尿量减少，膀胱中致癌代谢物排泄减慢，作用于膀胱黏膜的时间延长，从而增加癌症的发病风险。水的摄入量增加可以通过增加肠道蠕动和排便促进代谢产物排泄，从而减少致癌物与肠道黏膜的作用时间。

　　水中常见与肿瘤相关的物质有砷、铅、三卤甲烷、亚硝酸盐。其中无机砷中的三价砷毒性最强。世界卫生组织（WHO）推荐饮用水中砷含量不应超过10 μg/L。砷含量大于10 μg/L时与肺癌相关；大于50 μg/L时与皮肤癌、膀胱癌等内脏肿瘤的发生相关。另外，水中的铅和镉长期低剂量的暴露也可以加速人体肿瘤的生长。

33. 喝什么样的水有益健康

　　前两个问题中我们谈了许多水中与癌症发生相关的成分，有些人说那我就喝纯净水，最省事！还可以避免接触水中致癌物！话虽没错，但是营养专家可能就有话说了！这种纯净水偶尔喝喝是可以的，但是长期喝对人体健康真没什么好处。有人做过一个实验：拿纯净水浇花。1个月下来，花都枯萎了。因为纯净水再加工的过程中，不仅去除了水中的细菌、病毒和杂质，还把其中很多对人体有益的微量元素和无机的矿物质几乎全过滤掉了，所以这样的水其营养价值几乎为零，长期饮用危害极大。

　　那么究竟喝什么样的水才最健康呢？最新的《生活饮用水卫生标准》中，对饮用水的水质设定了"安全标准"，同时还明确了饮用水的酸碱度（pH）应介于6.5 ～ 8.5。所以新鲜的、温度保持在20 ～ 25℃的白开水是最符合人体需要的饮用水。这样的饮用水不仅无菌，还含有人体所需的十几种矿物质，对人体的新陈代谢、机体免疫力的提高以及女性皮肤的润滑都有着非常好的作用。另外,超过24小时的开水千万不能喝,因为久置的开水中会分解出亚硝酸盐,甚至是微生物,对人体造成伤害。

34. 食品添加剂会致癌吗

正常情况下,使用食品添加剂是为了便于保存食品,以及增加食品的色彩、风味和口感。任何添加剂在应用到食品之前,都要经过食品药品监督管理总局的筛查,在动物模型上进行严格的试验以检测其对癌症的任何可能作用是这个程序的一部分,何况每种食品添加剂的含量是受严格控制的,所以只要是正规的经过国家检验而出品的食品是可以放心食用的。但是,很多不法企业、公司或是个人,为了追求利益的最大化,对食品添加剂滥用、误用,甚至使用工业化学药剂作为食品添加剂,以及对剂量无标准的滥用,食用变质有毒的食品添加剂,造成了一系列的群体事件,使得公众对食品添加剂丧失了信心。

35. 目前已知可致癌的食品添加剂有哪些

目前我们已知的几种致癌的食品添加剂有以下几种。

(1) 亚硝酸盐:是一种已知的潜在致癌物质,其代表物为亚硝酸钠,主要作为工业用盐和食品添加剂使用。造成致癌等副作用的主要原因是某些违法食品加工商使用工业用盐替换食用盐,为了使肉、鱼等更加鲜艳及防腐添加大量的亚硝酸钠。另外,还有泡菜、酱、香肠等也含有过量的亚硝酸钠,长期大量食用含有亚硝酸钠的此类食品,也会造成患癌的概率增大。

(2) 苏丹红:是一种工业染料,在工业上仅限于用作溶解剂、润滑油、蜡染和鞋油等产品的染色和生化毒理学研究、实验中的组织细胞染色等。苏丹红并不是一种食品添加剂,在欧洲和我国一直被禁止使用于食品生产和加工。但部分违法的食品商为了使食物更加鲜艳,在辣椒粉、腌制调料、鸭蛋、调料中添加苏丹红。

(3) 其他:溴酸钾可诱发小鼠前列腺癌和肾癌,在我国已经禁止在面粉中添加。角叉菜胶是从海藻中提取的乳化剂和增稠剂,是一种用于果冻、软糖、冰激凌、乳品的添加剂。动物实验表明：它和癌症、结肠问题及溃疡有关，至于是否会危害人体健康还不能确定。可乐中的焦糖所含4-甲基咪唑在浓度含量较高时，在动物实验中能引发癌症，这种添加剂在美国加利福尼亚州被列为致癌物质，其浓度较低时致癌的可能性极低。天冬氨酰苯丙氨酰是一种低热量的人工甜味剂，比糖甜200倍。目前并没有证据证明，它和癌症风险有任何关系，但是患有先天性苯丙酮酸尿症的人应该避免食用。

食品安全问题是我们每一个人密切关注的事，正因如此，我们要对食品添加剂的利弊进行一定的了解。不要误以为所有食品添加剂都是有害的，也不要长期大量食用含有极低致癌性但可能有潜在致癌性的食品，这样才能保证自身的安全，并远离潜在的中毒或致癌。

36. 转基因食品真的致癌吗

长期以来，转基因食品是否致癌引发了无数的争议和讨论，而围绕转基因讨论最广泛的无外乎是转基因食品的安全性问题。要想搞清楚这个问题，我们先要明确什么是转基因食品？

顾名思义，转基因，是将物种原有的性能稍作更改变成我们想要的性能，比如，增加该植物抵御病虫害的能力、延长食物的保质期，或是增加可运输性、口味、营养成分或其他我们需要的品质。理论上讲，这些外源的基因可能会产生一些物质，对其敏感的或者有过敏体质的个体可能出现不良反应。然而，到目前为止，还没有发现市场上的转基因食品中含有有害的物质，也没有发现有正规机构证实其中的外源基因能够增加或降低人们患癌症的风险。

所以这个问题到目前并没有一个很明确的结论，相对于食品安全而言，可能一些食品添加剂、农药残留或是各种有害色素更加容易导致癌症的发生。

37. 多吃糖会增加患癌风险吗

糖是一种纯的碳水化合物，由碳、氢、氧三种元素构成，根据分子结构可分为单糖、寡糖和多糖。在生活中，我们说的糖主要是具有甜味的单糖和寡糖，其中蔗糖是我们膳食中最主要的糖，也叫精制糖。

精制糖是将粗糖溶于水中，再用骨炭或活性炭脱色后，真空浓缩、结晶而成的糖。我们身边的白糖、红糖以及由它们制成的点心、饮料、糖果等都属于精制糖。若是长期摄入这一类的食品，易导致肥胖、胰岛素抵抗，造成体内氧化应激、内分泌紊乱及免疫功能障碍，而这些因素恰恰为肿瘤发生与发展过程中的隐形推手。

> **小贴士**
>
> 什么是 GI/GL
>
> 血糖生成指数（glycemic index, GI）和血糖生成负荷（glycemic load, GL）被认为是反映餐后血糖变化和胰岛素分泌水平的综合性指标。

38. 抗氧化剂真的能降低癌症风险吗

不知从何时开始，各种抗氧化产品成为保健品商家口中的"防癌明星"，如维生素E、灵芝孢子粉、葡萄籽油等。这些保健品的主要卖点就是"抗氧化"，此类保健品的说明中指出抗氧化剂具有抵抗自由基的攻击、防止细胞氧化的功能。也就是说，如果有"敌人"想攻击身体细胞，抗氧化剂会先替身体挨这"一刀"，以达到保护身体的作用，所以有抗癌功效。由此可见，自由基在这个过程中扮演的可不是什么光彩的角色。那么，自由基是什么呢？

我们知道癌症不是一下子就发生的，当环境和食物中的化学致癌物进入人体后，少数化合物可以直接攻击人体DNA，使其发生突变，进一步发生癌变，而大多数的致癌物质进入人体后必须经过体内代谢氧化，才具备攻击人体细胞DNA的能力，这个氧化过程叫"活化"，活化前的化合物叫前致癌物，活化后的化合物叫终致癌物。自由基正是这一类强氧化物质，它可以由外界环境进入人体，也可以在体内经代谢生成。它可以严重破坏细胞生物膜的结构和功能，又可以产生更多的自由基和过氧化物，使细胞结构发生改变，丧失功能。也就是说，自由基对人体内的促癌起到双重作用。基于此，我们就很自然地理解了抗氧化剂的抗癌作用。

目前，已知的抗氧化食物有菠菜、葡萄、绿茶、胡萝卜、花椰菜、坚果类、番茄、大蒜、草莓、蓝莓、葡萄籽、鲑鱼、核桃、杏仁、燕麦等。但是还没有发现维生素或者矿物质补充剂能够降低癌症风险。因此，为了降低癌症风险，目前的最佳建议是：通过食物获取丰富的抗氧化物质，而不是服用抗氧化物质补充剂。

39. 肥胖会导致癌症的发生吗

在过去，很多人认为肥胖是一种"富贵"的表现，这可能和过往社会的生产力水平低下有关。然而在这要强调的是，肥胖其实是一种病态，它的特征主要表现为体内脂肪堆积过多。我们都知道，脂肪组织的功能主要是机体的能量储备，但是脂肪过多也就是肥胖可以导致患病风险的增加，比如充血性心力衰竭、动脉硬化、糖尿病等。世界卫生组织国际癌症研究机构在回顾了30年的流行病学研究报告后认为，肥胖可以增加子宫内膜癌、肾癌、结肠癌、食管癌和绝经后妇女乳腺癌的发病风险。

肥胖与癌症发病风险相关的因素有以下几种。

(1) 肥胖与激素：越来越多的证据表明，脂肪组织不仅仅是一种能量储备，同时还具有内分泌调节的功能，其中与脂肪或脂肪分布有关的激素包括雌激素(雌酮)、胰岛素、胰岛素样生长因子(IGF)、瘦素(leptin)和性激素结合球蛋白(SHBG)。在肥胖人群中循环SHBG的水平降低，可导致雌二醇和睾酮水平增加，进而促使与激素相关的癌症，如乳腺癌、前列腺癌的发病风险的增加。

(2) 肥胖与体力活动的减少：肥胖不仅仅是因为不活动，也可以是由于能量摄入过多而消耗减少，或是消耗的失衡所导致的。对于一些认为生命在于静止的肥胖朋友，减肥的唯一方式就是限制饮食的摄入，但是很少有人能将这种方式长久地坚持下来。因此，积极运动成为限制饮食的减肥替代方式之一。大量的证据证实，积极运动的人很少有肥胖倾向。而积极运动对于结肠癌的一级预防是必不可少的。

(3) 肥胖、炎症和代谢：脂肪组织除了具有内分泌器官功能外，还是一种代谢器官，同时脂肪组织还可以促进炎症反应。一些促炎性细胞因子如白介素-6等水平的升高也与体质指数(BMI)相关。进而促进与炎症、代谢相关的癌症（如胰腺癌、淋巴瘤等）的发病风险的增加。

40. 肥胖的干预方式

根据BMI的肥胖分类如下。

肥胖分类

分　级	BMI (kg/m²)	腰围和并发症风险	
		男性 ≤ 102 cm 女性 ≤ 88 cm	男性 > 102 cm 女性 > 88 cm
低体重（偏瘦）	< 18.5		
正常体重	18.5 ~ 24.9		
超重（偏胖）	25.0 ~ 29.9	升高	高
肥胖Ⅰ级	30.0 ~ 34.9	高	很高
肥胖Ⅱ级	35 ~ 39.9	很高	很高
肥胖Ⅲ级	≥ 40.0	极高	极高

注：BMI（体质指数）= 体重（kg）/ 身高的平方（m²）。

BMI若超过40 kg/m²，患者经常有严重的代谢综合征。在正常人群或超重的人体中，脂肪的分布也极为重要。脂肪集中分布于腹部者称为中心性肥胖（与慢性病呈正相关），男性腰围 ≥ 94 cm，女性 ≥ 80 cm为临界标准。肥胖的干预措施如下。

(1) 生活方式干预：①饮食，限制热量摄入是关键。②运动：3 ~ 5次/周，≥ 150分钟/周中等强度有氧运动；2 ~ 3次/周抗阻训练。

(2) 药物治疗：BMI ≥ 27 kg/m²时可启动药物治疗，但药物治疗仅作为生活方式干预的补充，不能单独使用；美国食品药品监督管理局（FDA）共批准5种可长期使用的药物：芬特明托吡酯、利拉鲁肽、纳曲酮–安非他酮、氯卡色林和奥利司他。

(3) 减重手术：适用于BMI ≥ 40 kg/m²，≥ 1种严重并发症或生活质量受到较大影响者；BMI为30 ~ 34.5 kg/m²，合并糖尿病或代谢综合征患者。

(4) 体重管理措施：①建立管理措施，每周称重1次，每次在清晨排完大小便后着内衣称量。定期按时称重。②建立体重观察表，每次称重记录下来，每月绘制曲线，对自己的体重变化了然于胸。③定期进行体成分分析，每3个月分析1次，了解自身机体组成成分的变化。④制订膳食计划，定时定量就餐，膳食内容以实物多样化为原则，建立膳食种类及摄入量记录表。⑤制订身体活动计划。

41. 膳食补充剂可以预防癌症吗

膳食补充剂一般指维生素、矿物质、草本（草药）或其他植物、氨基酸或以增加每天总摄入量来补充膳食的食物成分，或是含有以上成分的一种浓缩物、代谢物、成分、提取物或组合产品等。它可以是丸剂、胶囊、片剂或液体。

有研究证实，在一些特定的、癌症高危人群中适当地食用膳食补充剂对癌症有预防作用，因为癌细胞比正常细胞吸收维生素更多，但对于普通人群而言并不适用。如果在营养均衡的前提下盲目补充大剂量营养素，甚至有可能还会诱发癌症，或是产生严重副作用。但是，如果已经患癌的话，建议先做血液检测确定维生素含量后补充。

42. 常见的膳食补充剂及每天摄取参考值

营养素每天摄入量参考值

种类	建议每天摄取量	每天最多摄取参考值
维生素A	3 000 U	10 000 U
硫胺素（维生素B_1）	1.5 mg	1.2 mg
维生素C	60 mg	90 mg
核黄素（维生素B_2）	1.7 mg	1.3 mg
烟酸（维生素B_3）	20 mg	16 mg
泛酸（维生素B_5）	10 mg	5 mg
吡哆醇（维生素B_6）	2 mg	1.7 mg
叶酸（维生素B_9）	400 μg	400 μg

(续表)

种类	建议每天摄取量	每天最多摄取参考值
钴胺素 (维生素 B_{12})	6 μg	2.4 μg
生物素 (维生素H)	300 μg	300 μg
维生素D	400 U	600 U
维生素E	30 U	15 mg (合成维生素E：33 U)
维生素K	80 μg	120 μg
钙	1 000 mg	1 300 mg
镁	400 mg	420 mg
铁	18 mg	18 mg
硒	70 μg	55 μg
锌	15 mg	11 mg
碘	150 μg	150 μg
铜	2 mg	900 μg

以上所有建议摄取标准量并未考虑到个体的需求。所以应先进行血液分析检测个体微量元素含量,再对症补充。

43. 什么是科学的膳食原则

随着物质生活的极大丰富,我国居民的膳食结构发生了很大的改变,由既往的以粮食、蔬菜为主到如今的肉类、高脂肪、高糖比例攀升,使得心血管疾病、糖尿病和癌症等生活方式病猛增。俗语说:"病从口入""1/3的毛病是吃出来的"是很有道理的。那么怎么吃才是科学的饮食方式呢?

首先,我们提倡要广泛食用多种食物。多种食物包括: ① 谷类和薯类,谷类包括米面、杂粮,薯类包括马铃薯、甘薯等,主要提供糖类、蛋白质、膳食纤维素、B族维生素。② 动物性食物,包括肉、禽、奶、蛋等,主要提供蛋白质、脂肪、矿物质、维生素A、B族维生素。③ 豆类和豆制品,包括大豆及干豆类,主要提供蛋白质、脂肪、膳食纤维、矿物质和B族维生素。④ 蔬菜和水果,包括根茎类、叶茎类、茄果类等,主要提供膳食纤维、矿物质、维生素C和胡萝卜素。⑤ 纯热量食物,包括动植物油、淀粉、食用糖及酒。它主要提供能量。植物油还可以提供维生素E和脂肪酸。

其次,提倡均衡饮食,合理营养。建议每天进食300～500 g粗加工的各种谷类、豆类和薯类食物,限制精制糖的摄入量。每天食用400～500 g蔬菜和100～200 g水果;每天食用150～200 g肉类食品,但牛羊肉摄入量每天应少于80 g,应常吃奶、豆类或其制品;适当摄入动物脂肪,建议每天摄取定量,不盲目食用保健品,如确实因微量元素缺乏需要服用,可在医生指导下进行。

44. 运动有助于预防癌症

运动是通过骨骼肌收缩产生的机体能量消耗增加的活动。当我们进行身体活动时,人体的反应包括心跳、呼吸加快,循环血量增加,代谢和产热加速等,都是身体产生健康效益的生理基础。运动可以治疗和预防包括糖尿病、心脏病、肥胖、高血压、癌症等40种以上的慢性疾病。其中,目前对于结直肠癌、乳腺癌及子宫内膜癌与身体活动及运动之间的关系,研究最为充分、证据最为确凿。根据世界卫生组织(WHO)的估算,16%的结肠癌和10%的乳腺癌可归因于身体活动的不足和缺乏。还有一些研究也报道了身体活动可以降低子宫内膜癌、肺癌和前列腺癌发病风险的证据。另外,长时间的不运动是导致超重和肥胖的直接原因,而超重和肥胖是食管腺癌、胰腺癌、结直肠癌、乳腺癌、子宫内膜癌的重要原因。同时,运动可以放松和调节情绪,进而减少由不良情绪引发的癌症。因此,运动是预防癌症发生与发展的重要因素。

45. 哪些运动方式最适宜健康

运动有许多种方式,比如作为青年可首选跑步、羽毛球、乒乓球等有氧运动,经过适度的有氧运动,会感到心跳加速,呼吸紧促,增加人体氧气吸入、输送及氧能力的运用,进而达到健康保健和防病的效果。但对于老年人、身体素质较差或是有心脑血管疾病的人而言,可以选择强度较小的快走、太极、跳舞等方式活动。有的朋友说:"这些我都不喜欢,都不想做怎么办?"没有问题,你可以不用按照别人的方式来做,如果你喜欢跳舞,你就跳舞;如果喜欢篮球就打篮球;如果喜欢瑜伽就去做瑜伽。总之,适合自己的运动才是最好的,才可以使自己在不需要意志力努力的情况下能够坚持下来。

46. 什么程度的锻炼最适宜

有数据表明,每天30～60分钟合理的体育锻炼可以降低结直肠癌、乳腺癌、卵巢癌及子宫内膜癌的发病率。此外,中等强度的体育锻炼(如步行)还可以降低胰腺癌的发生率。

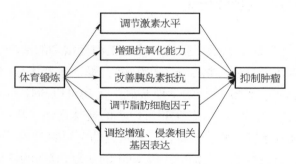

·体育锻炼抑制肿瘤发生的分子机制(摘自:《预防肿瘤学》)·

建议如下。

5～17岁:① 每天累计至少60分钟中等到高强度运动。② 大多数日常身体活动以有氧运动为主;同时,每周至少应进行3次高强度运动,包括强壮肌肉和骨骼的活动等。

18～64岁:① 每周至少150分钟中等强度的有氧运动,或每周至少75分钟高强度有氧运动,或中等和高强度两种活动相当量的组合。② 有氧运动每次至少坚持10分钟。③ 如果想要获得更多的健康效益,可增加有氧运动,达到每周300分钟中等强度或每周150分钟高等强度的有氧运动,或者中等和高强度两种活动相当量的组合。④ 每周至少2天进行大肌群参与的强壮肌肉活动。

65岁以上年龄组:① 每周至少完成150分钟中等强度的有氧运动,或每周至少75分钟高强度有氧运动,或中等和高强度两种活动相当量的组合。

② 有氧运动每次至少坚持10分钟。③ 如果想要获得更多的健康效益,可增加有氧运动,达到每周300分钟中等强度或每周150分钟高强度的有氧运动,或者中等和高强度两种活动相当量的组合。④ 活动能力差的老年人每周至少应有3天进行增强平衡能力和预防跌倒的活动。⑤ 每周至少2天进行大肌群参与的强壮肌肉活动。⑥ 由于健康原因不能完成所建议身体活动量的老人,应在能力范围内尽可能多地活动。

另外,研究表明,晨练并不是最佳选择,最适宜的锻炼时间一般为下午的4～5点,其次为晚上8～9点。这两个时间段,人体的适应能力和全身协调能力相对较强,心率和血压也比较稳定。而从环境角度上考虑,由于夜晚光合作用的暂缓,空气中氧含量较充足,运动的效果相对较好。

预防胜于治疗

肺癌、乳腺癌、结直肠癌等，癌种不同，其病因、致病因素、预防方式也不尽相同。因此，我们有必要分别了解，集中力量，逐个击破。

47. 什么是癌前病变

癌症可分为癌前病变、原位癌及浸润癌三个阶段。人体内一个正常细胞从增生开始到完全癌变，是一个极其漫长的过程。而当你发现这个细胞出现异常增生时，其具有癌变可能，如果再继续发展就有可能发展为癌，这个过程叫癌前病变。癌前病变是癌症发生前的一个特殊阶段。

癌前病变是多因素造成的，如慢性炎症、不良的生活方式及遗传因素。癌症都会经历癌前病变，但并不是所有的癌前病变都有可能转变成癌，它们中的大部分可能会处于一种稳定状态，有的甚至会恢复到正常状态，最终有一小部分会演变成癌症。因此，认识癌前病变，积极发现和治疗癌前病变，是癌症预防的重要措施。

目前，常见的癌前病变有以下几种。

(1) 大肠腺瘤：很常见，可单发，也可多发。尤其是遗传性家族性腺瘤性息肉病 (FAP)，癌变的概率是100%。

(2) 溃疡性结肠炎：是一种炎症性肠道疾病。肠黏膜可反复溃疡增生，如不及时治疗，发生肠腺癌的概率非常大。

(3) 乳腺增生性纤维囊性变：主要是由于乳腺小叶导管和腺泡上皮增生导致了囊性扩张。如果此时的病理显示为导管上皮乳头状增生，则癌变的概率较大。它常见于40岁左右的女性。

(4) 宫颈柱状上皮异位 (宫颈糜烂) 伴上皮非典型增生：宫颈柱状上皮异位 (宫颈糜烂) 是宫颈与阴道交界部的鳞状上皮坏死脱落后被柱状上皮取代，因为是粉红色，像发生黏膜缺损一样，故称为宫颈糜烂。

常规上讲，这是一种正常的生理现象，是可逆的。但是这种交替的现象如果经常发生，同时还伴有HPV感染，进而导致上皮的非典型增生，就有可能发展为鳞状细胞癌。

(5) 慢性萎缩性胃炎和胃溃疡：都有可能进展为胃癌。但是概率为1%。

(6) 肝硬化：一般由慢性乙型肝炎所导致，有可能进一步发展为肝细胞性肝癌。

(7) 皮肤慢性溃疡：如果皮肤表面的溃疡经久不治，在长期慢性的刺激下，表皮的鳞状上皮增生，可能发生癌变。

(8) 黏膜白斑：常见部位在口腔或外阴处。由于鳞状上皮过度增生和角化,可表现为白色斑块,称为黏膜白斑。如果不及时加以治疗,发展为鳞状细胞癌的概率非常大。

48. 癌症的预警信号有哪些

总体来说,癌症的早期信号可以归纳为五大点。

(1) 块:可以是身体任何部位的无痛性、进行性增大的肿块,如皮肤、颈部、舌咽、乳房、腹部、骨骼等出现可触及的肿块,一般可大可小,可单发,可多发,皮肤颜色如常,不痛不痒;或是皮肤上原有的痣或是疣,短期内发生变化,如颜色加深或变浅、快速增大、瘙痒、渗液、破溃等,尤其是在足底、手掌或是其他经常摩擦的部位。

(2) 痛:长期持续加重的疼痛。

1) 头痛:进行性加剧,伴恶心、呕吐(喷射状呕吐更为危重),视物不清。

2) 颈部疼痛:颈部疼痛、压迫感,紧缩感,发硬,出现颜面部水肿,这可能是由肿瘤压迫上腔静脉造成血液回流受阻导致的。

3) 胸部疼痛:胸骨后灼烧感,咽东西不顺畅,疼痛,这些可能是食管癌、贲门癌和胃癌的表现。

4) 骨痛:逐渐加重的局部疼痛,可能为骨骼系统功能障碍、病理性骨折、高钙血症。

(3) 血:除了女性正常月经以外,可以是任何一个脏器不明原因且久治不愈的出血。

1) 咯血、痰中带血:排除天气干燥或过劳引起的暂时性出血,可能是肺癌表现。

2) 尿血:出现血尿,特别是无痛性血尿,可能是膀胱癌、肾癌。

3) 绝经后阴道出血:女性绝经后阴道出血,可能是宫颈癌的表现。

4) 大便带血:如果同时伴有排便习惯改变,里急后重,可能是结直肠癌的早期表现。

5) 不明原因的鼻出血:排除外伤、外力、天气干燥或高血压所造成的一次性鼻出血,可能是鼻咽癌、血液系统疾病等。

(4) 烧:持续发热,尤其是低热。儿童要警惕血液系统肿瘤;成人要警惕肝癌、肾癌等肿瘤。

(5) 减：短期内体重不明原因的减轻，并且呈进行性下降（排除甲状腺功能亢进、糖尿病）。

如果出现上述现象中的任意一项症状，都请不要忽视，建议及时进行癌症的早期筛查，排除健康隐患。

49. 我们该如何预防癌症

要想预防癌症的发生，主要在于"早"字，即"早发现、早诊断、早治疗"。及时发现并治疗癌前病变和早期癌症，将疾病扼杀在萌芽之中，从而有效提高癌症患者的生存率。例如乳腺癌，如果早期发现并手术切除，5年生存率可以达到85%以上，但如果是等到它发生浸润转移时才发现，治疗后5年生存率可能仅仅只有5%。而一个癌细胞从萌芽到增殖再到穿破基底膜向深层浸润发展，这一个过程一般需要数年乃至数十年。因此，在日常生活中，我们需要做到以下几点。

(1) 定期自我检查和定期健康体检。

(2) 积极响应和参加政府或正规医疗机构提供的癌症筛查服务。癌症筛查不同于健康体检，应到专业的肿瘤科室做针对性的肿瘤筛查。

(3) 积极治疗癌前病变，若是易感高危人群要定期随访和检测。

50. 永远不要忘记"预防胜于治疗"

预防胜于治疗，这是永恒不变的健康原则，如同中医所推崇的"上医治未病"，这个概念比起其他疾病更适用于癌症。

要想预防癌症，必须每时每刻都要谨慎地对待自己的健康。有很多朋友可以保证定期保养爱车和面部水疗（SPA），却对自己身体出现的种种小问题视而不见。在临床工作中听到太多类似"我胃部不舒服，过两天又好了，就没有重视，过半年症状加重，查胃镜发现胃癌……""我1年前大便中就带了点鲜血，以为是痔疮，就没注意……"，等等。如果这些朋友在身体出现警告的第一时间就能接受检查，后面的事情根本不会发生。车坏了可以重新再买，健康没了却什么都没了。

肺　癌

51. 肺癌，癌症第一杀手

2015年10月9日，国家癌症中心陈万青主任带领的团队在国际著名癌症专业期刊《癌症通讯》(*Cancer Letters*)上发布了我国居民癌症现患数据。结果显示，我国5年内诊断为癌症且仍存活的病例数约为749万（其中男性患者368万人，女性患者381万人），总体5年癌症患病率为556/10万。其中，肺癌是我国发病率最高的癌症，也是死亡率最高的癌症。

目前，我国肺癌的发病率为53.37/10万，每年肺癌发病大约60万人，占全世界的1/3，死亡率为45.57/10万，占全部恶性肿瘤死亡总数的25.54%。也就是说，由肺癌导致的死亡已占所有由癌症导致死亡总数的1/4。

国家卫生和计划生育委员会的统计数据显示，目前我国的肺癌发病率以每年26.9%的速度增长。在过去的30年间，肺癌死亡率上升了47%，而且这个数字仍在不断的上升，并呈现明显年轻化趋势。

52. 导致肺癌的真正原因是什么

(1) 吸烟（可控因素）及二手烟：烟草燃烧过程中有4 000多种物质，其中有60多种是已知或可疑的致癌物，和肺癌相关的主要为多环芳香烃类化合物、亚硝基化合物、苯等。每支香烟可使大约10 mg的煤烟、焦油、灰尘、酚类、苯并芘、氰化氢、甲醛及放射性钋进入肺内。烟草可以导致的肺癌类型主要为鳞癌、小细胞癌和腺癌。目前认为，腺癌和吸烟的关系不明显。有研究显示，我国和印第安人非吸烟者的腺癌发病率与吸烟者的腺癌发病率基本一致。

(2) 空气污染：在肺癌发生中发挥着重要作用。它可分为室外空气污染和室内空气污染。

室外空气污染主要来源于矿物燃烧、工业废气、汽车尾气、粉尘等。其包括酸类（硝酸盐、硫酸盐）、有机化合物（多环芳烃、苯并芘）、金属（铬、镍、镉）、粉尘颗粒、放射性核素、二氧化硫、二氧化氮等气体，其中很多是致突变物或致癌物质。对于成年人来说，1天约需呼吸15 m³空气，有毒、有害的细颗粒物不像沙尘那样可以被鼻腔阻隔，而是被直接吸入肺泡并慢慢沉积，甚至进入血液，危害其他脏器，引发支气管炎、哮喘发作等，进而诱发肺癌。

室内空气污染主要是针对在通气很差的室内燃煤、木材和其他固体燃料及用非精炼的蔬菜油类（如菜籽油）高温下的油烟。例如，在我国云南等地的居民中肺癌发病率高，就是因为当地传统在不通风的室内使用不带烟囱的地炉做饭，并且以燃烧时释放大量苯并芘及粉尘颗粒的烟煤为燃料，致使室内致癌物质浓度非常高。另外，一些家居装修材料散发的氡及氡子体等物质也是高危因素，这种危险随着累积接触量的增多而增加，随着停止接触的时间的延长而降低。

(3) 职业因素：一些长期接触石棉、砷、焦油、煤烟、焦炭、二氧化硅等致癌物质的人群，如在地矿工作的矿工们，因长时间接触放射性氡及释放 α 粒子的氡衰变产物，导致患癌的风险上升。如果同时伴有吸烟，那么患癌风险会增加90倍。

(4) 慢性肺疾病：一些罹患慢性的肿瘤性的肺部疾病患者，发生肺癌的概率要大于正常人。例如，肺结核、硅沉着病（矽肺）、肺尘埃沉着病（尘肺）及慢性阻塞性肺疾病（COPD）的患者。

(5) 内在因素：家族易患性、免疫功能低下、代谢和内分泌功能的失调等都对肺癌的发生具有一定的促进作用。

53. 肺癌与吸烟的关系

吸烟是公认的与肺癌发生相关的最重要的危险因素。现有的研究表明，肺癌的发生不仅与烟草中含有的多种致癌物质密切相关，还和吸烟的时间长短、开始吸烟的年龄及吸烟的方式相关。

烟草中的多种有害物质对呼吸道的细胞有毒性和腐蚀作用，它可以使气管的纤毛受损、变短、不规则，从而使其失去净化吸入空气的作用。而这时，由于呼吸道的屏障受到破坏，就容易受到病毒和细菌的感染，从而导致炎症的侵袭。肺部的慢性炎症正是癌变的基础。另外，烟雾中的多环芳烃类物质，经过体内的芳烃羟化酶的作用，化学结构发生改变，可形成致癌物质。

除了主动吸烟者外,被动吸烟者的健康因经常要吸入周围环境中的烟雾而深受其害。有调查发现,夫妻中只要有一人大量吸烟,另一人得肺癌的危险性就会增加3倍。这是因为支流烟雾中致癌剂的含量要比主流烟雾中的含量高50倍以上。而若夫妻其中一方是中等量吸烟,他(她)的伴侣患肺癌的危险性可增高2.5倍。

在日常生活中,我们将吸烟者分为中度吸烟者(1～15支香烟或1～20 mg烟草/天)、重度吸烟者(16～25支香烟或21～35 mg烟草/天)、超重度吸烟者(26～35支香烟或26～50 mg烟草/天)和过度吸烟者(35支以上香烟或50 mg以上烟草/天)。吸烟者患肺癌的危险性随吸烟量的增加而增加。

在临床上,我们通常用"年支数"(即吸烟持续的年数乘以平均每天吸烟的支数)这一指标来衡量吸烟的多少。例如,如果吸烟者已吸烟25年,平均每天1包,即20支,则"年支数"=25年×20支=500年支。若年龄≥45岁,吸烟量≥400年支则为肺癌的高危人群。当然,若年龄不大于45岁的大量吸烟者同样可增加吸烟的风险性。

因此,每一支烟都会增加患肺癌的风险。珍惜健康,请远离烟草。

54. 吸烟和不吸烟对肺癌而言有区别吗

在日常生活中,我们常会碰到一些朋友认为反正吸不吸烟都有可能罹患肺癌,那么还不如图个痛快,及时行乐,该抽抽呗! 其实这种想法是非常不可取的。因为,吸不吸烟对于肺癌的分型、预后和治疗还是存在一定差异的,主要表现在以下两个方面。

(1) 从临床上分型上看,不吸烟的肺癌患者往往表现为非小细胞肺癌亚型。吸烟患者更多的表现为腺癌、鳞状细胞癌和小细胞肺癌。因为没有吸烟这一高危因素的警示,很多不吸烟的人群忽略了肺癌的早期征象,故发现时大多表现为晚期症状,但不吸烟的患者肿瘤的恶性程度往往低于吸烟患者。

(2) 吸烟者的肺癌基因突变的程度远远超过不吸烟者。同时吸烟者和不吸烟者基因突变的种类不一样。为什么我们要关心这两种因素呢,因为恶性肿瘤基因突变越多,对药物的耐药性越强;而针对不同的基因突变,治疗的效果也不尽相同。例如,对于吸烟者肺癌常见的 *KRAS* 基因突变,到目前为止没有特效的适应证药物,而针对不吸烟肺癌患者常见的 *EGFR* 基因及 *ALK* 基因突变,相关的靶向治疗药物疗效都相当不错。因此,为了不那么容易得肺癌,请不要吸烟;即使不幸患上肺癌,为了更好地治疗,也请不要吸烟!

55. 吸烟多年,现在戒烟还有用吗

很多老烟民认为,反正自己已经有多年吸烟史,伤害都已经造成了,事到如今,戒烟似乎也没有什么意义了。其实这种想法是不可取的。因为,只要戒烟了,罹患肺癌的风险就会逐年下降。

一般而言,停止吸烟20分钟后,血压、脉搏会降到标准数值;停止吸烟8小时内血液中的一氧化碳含量降到正常水平,血液中氧含量增至正常水平;停止吸烟24小时内,心肌梗死的风险会降低;停止吸烟48小时内神经末梢的功能逐渐恢复;嗅觉和味觉对外界物质的敏感性增加;停止吸烟2周至1个月,肺功能可改善30%;戒烟1年内,冠状动脉硬化风险将减少至吸烟者的一半;戒烟5年内,患肺癌的风险性可减半;戒烟10～15年内,患肺癌的风险性逐渐降低,甚至可接近从未吸过烟的人。因此,不论从何时戒烟,对健康都是获益的,早戒比晚戒好,戒比不戒要好。

56. 面对大气污染,我们能做些什么

在前面的章节中,我们已经对空气污染的来源和成分有了简单的了解,尽管空气污染已被许多学者证实可能是肺癌的主要诱因,那么面对大气污染,我们能做些什么呢?

(1) 强化绿色环保意识,自觉做低碳生活的引导者。在日常生活中自觉维护自身及周围环境,自觉做到垃圾分类存放。出行时尽量乘坐公共交通工具或骑车、步行,减少汽车尾气排放。倡导绿色家居,多用节能家电,少用空调,养成随手关灯的习惯。尽量少使用一次性牙刷、一次性塑料水杯等。

(2) 减少雾霾天气的外出。污染严重时,出门戴一个口罩可显著减少污染物的吸入量。目前市面上有多种类型的防尘口罩,根据中间的滤网可分为"N、R、P"三种,分别代表非耐油、耐油和防油。前两者使用期限为8小时,第三种无使用期限。同时,按照滤网的过滤效率又可分为"95等级""99等

级""100等级",分别代表最低95%、99%、99.97%的过滤效率。而常见的一次性外科口罩仅仅可以过滤30%的颗粒物,所以在空气污染的时候,必须要戴专业的防尘口罩。

(3) 加强营养,提高自身免疫力。

57. PM2.5和PM10哪一种危害更大? 该如何预防

PM2.5是指大气中直径小于或等于2.5 μm的颗粒物,也称为可入肺颗粒物(暂无标准中文名)。虽然PM2.5只是地球大气成分中含量很少的组分,但它对空气质量和能见度等有重要的影响。PM2.5又分为油性颗粒和非油性颗粒,其中主要成分为非油性颗粒物。而典型的油性颗粒物有油烟、油雾、沥青烟、焦炉烟、柴油机尾气中的颗粒物等。PM2.5粒径小,富含大量的有毒、有害物质,且在大气中的停留时间长、输送距离远,因而对人体健康和大气环境质量的影响更大。当1 m^{3}空气中的PM2.5每增加5 μg时,患肺癌的风险会增加18%;当1 m^{3}空气中的PM10每增加10 μg时,患上肺癌尤其是肺腺癌的风险会增加22%。

PM10是指直径小于10 μm的可吸入颗粒物。它能够被吸入呼吸道,但部分可以通过痰液等排出体外。另外,由于其颗粒较大,部分颗粒也可被鼻腔内部的绒毛所阻挡。因此,与PM2.5相比较,PM10的危害相对小一些。尽管2015年10月世界卫生组织国际癌症研究机构认为大气污染是普遍和主要的环境致癌物,但是,目前尚无确切证据证实两者是肺癌的直接致病因素,它们对身体健康的影响要有一段时间的积累才能显现,因此2012年2月,国务院新修订的《环境空气质量标准》增加了PM2.5监测指标,并规定了24小时平均浓度限值,针对长期暴露的健康效应制订了年平均浓度限值。

小贴士

什么是AQI,什么是首要污染物

AQI,即空气质量指数(air quality index),是用来定量描述空气质量状况的,是一个无量纲数值。把新标准中6项污染物实测浓度值按规

定方法与新标准相应限值进行比较,就得出了各项污染物的空气质量分指数(individual air quality index, IAQI),在6项污染物中IAQI数值最大的即为AQI。当AQI值大于50时,6个IAQI中数值最大的污染物就是首要污染物。

如何读懂AQI

AQI将空气质量分为6级,用不同颜色表示,AQI数值越大,级别越高,表征的颜色越深,说明空气污染状况越严重,对人体的健康危害也就越大。公众借助AQI数值的大小或表征颜色,就可以了解空气质量,还可根据空气质量并参考新标准中提出的各个级别对健康的影响或防护建议安排自己的生活出行等。

附:

AQI表

空气质量指数	空气质量情况	对健康影响情况	建议采取措施
0～50	优	空气质量令人满意,基本无空气污染,对健康没有危害	各类人群可多参加户外活动,多呼吸新鲜空气
51～100	良好	除少数对某些污染物特别敏感的人群外,不会对人体健康产生危害	除少数对污染物特别容易过敏外,其他人群可以正常进行室外活动
101～150	轻度污染	敏感人群症状会有轻度加剧,对健康人群没有明显影响	儿童、老年人及心脏病、呼吸系统患者应尽量减少体力消耗大的户外活动
151～200	重度污染	敏感人群症状进一步加剧,可能对健康人群的心脏、呼吸系统有影响	儿童、老年人及心脏病、呼吸系统患者应尽量减少外出,停留在室内,并适量减少户外活动
201～300	重度污染	空气状况很差,会对每个人的健康都产生比较严重的危害	儿童、老年人及心脏病、肺疾病患者应在室内,停止户外活动,一般人群尽量减少室外活动
>300	严重污染	空气状况极差,所有人的健康都会受到严重危害	儿童、老年人及患者应留在室内避免体力消耗,除有特殊需要的人群外,尽量不要停留在室外

58. 防霾口罩的常识、误区、注意事项与选择建议

我们已经知道PM2.5和PM10的累积吸入可能对人体健康造成的危害，因此如何选择防霾口罩成为防护的重中之重。

目前，市面上常见的有两大类口罩，一类是"一次性口罩"，另一类是那种老式的"可以反复洗涤的纱布口罩"。这两类口罩都不能有效防霾。

首先我们来看看一次性口罩。大部分的一次性口罩的主要材质为无纺布，多为两层设计。它可分为三类：① 普通一次性口罩，无消毒灭菌，仅仅适合于一般场合使用，如食品加工、餐饮、美容保健，或是某个明星低调出行，等等。② 普通医用口罩，经过消毒或灭菌，适用于医疗机构的普通环境。但并未经过严格的BFE（细菌率过滤）、PFE（颗粒过滤效率）等的测试和参数界定。③ 医用外科口罩，虽然外观和前两种基本一致，但经过严格的灭菌消毒，PFE＞30%，BFE＞95%，属于无菌级。它可以用于医院医务人员的任何诊疗活动，包括外科手术。而另外一类可以反复洗涤的纱布口罩（或是毛线口罩），无论多厚对颗粒物的防护率都无法突破40%。归根结底，这两类口罩无法防霾的原因主要为：① 设计结构，在口鼻周围无法形成密闭区域；② 使用的材质（滤料）不能防霾。

那么到底哪种口罩可以防雾霾呢？首先我们来了解一下关于口罩滤网结构的基本知识。口罩中间层的滤网材质可为下列三种（引自美国国家职业安全卫生研究所）。

(1) N：not resistant to oil，可防护非油性悬浮微粒。

(2) R：resistant to oil，可防护非油性及含油性悬浮微粒，但用于油性颗粒物时，使用时间不得超过8小时。

(3) P：oil proof，可防护非油性及含油性悬浮微粒，相比于R系列，P系列使用的时间相对较长，具体根据不同制造商的标注。

若按滤网材质的最低过滤效率分类，又可将口罩分为下列三种等级：① 1. 95级，最低过滤效率为95%。② 99级，最低过滤效率为99%。③ 100级，最低过滤效率为99.97%。

例如，N95型口罩，"N"指不过滤油性颗粒，"95"指过滤效率达到95%。

在日常生活中我们只需要选择普通的N级别，如N95。而如果需要每天与汽车尾气接触，或经常出没于油烟缭绕的厨房等油性颗粒物缠绕的场所，

那么建议选择R级别或P级别的防霾口罩。

但是，需要提醒的是，口罩的过滤效率越高，对呼吸的阻力也越大。因此，应避免长时间佩戴防霾口罩。

59. 家居环境中哪些因素与肺癌发生有关？该如何预防

家居环境中有两大因素可诱发肺癌，一是装修材料，二是油烟。

(1) 装修材料：大家都知道房屋装修材料中释放的有毒物质有甲醛、甲苯二异氰酸脂、有机挥发物、石棉、氨、氡等，其中20多种已被确认为致癌物和致突变物。其中，研究人员认为长期接触甲醛会增加霍奇金淋巴瘤、多发性骨髓瘤、骨髓性白血病等特殊癌症的概率。因此，在搬入新装修的房屋之前，对其应尽可能长时间的通风，使装修材料中的有害物质充分挥发排出。另外，还可以使用一些取暖加热设备，提高室内温度，加速硬装材料及家具中有害物质的排放。还有就是可以通过植物来吸收室内装修带来的有毒气体。例如，龟背竹、一叶兰能消除空气中的有毒气体，吊兰能吸收室内超过80%的甲醛等有害气体，芦荟也能吸收甲醛。

(2) 油烟：油烟中含有一氧化碳、二氧化碳、氮氧化物，以及具有强烈致癌性的苯并芘。人若长期在油烟浓度较高的环境中，肠道、脑神经等会受到危害，还可能患肺癌。因此，良好的排烟和通风措施是非常必要的。

60. 哪些慢性肺疾病可能伴发肺癌

有研究表明，某些慢性肺部疾病，如慢性支气管炎、慢性阻塞性肺疾病、肺结核、间质性肺病、矽肺、尘肺等患者，在反复的炎症刺激破坏和瘢痕修复的情况下，肺癌的发生概率比肺部健康者要高。事实上，在临床上经常可以看到由慢性肺疾病进展至肺癌的患者。这些慢性肺疾病的患者在长期的咳嗽、咳痰、气喘的基础上，新出现咯血的症状，或是新出现类似"金属撞击"的高调清脆的咳嗽声，或是既往可控的有效方案不再有效的时候，都提示可能出现了新的病变。另外，还有一些既往得过肺结核且在肺部留下陈旧性瘢痕的患者，存在出现"瘢痕性腺癌"的风险。

因此，对于既往患有慢性肺疾病的患者，应提高预防意识，定期筛查，争取早诊断、早治疗。

61. 肺癌有哪些"蛛丝马迹"

一般情况下，咳嗽、咯血、胸闷、气急、胸痛等为肺癌的常见症状。但是，肺癌也有一些不良症状，但其很难让人们联想到肺癌。

(1) 声音嘶哑：当肺癌发展较快，出现转移病灶，压迫到声带时可出现此症状。

(2) 肩颈痛：当肺癌病灶侵犯至双侧肺尖时就会引起患侧肩颈、腋窝部位的疼痛，而肺尖部位较隐匿，又离主支气管较远，所以一些典型的症状如咳嗽、血痰等并不明显。这在临床上又称为Pancoast综合征。

(3) 眼睑下垂、眼球凹陷、瞳孔缩小等类似交感神经麻痹症状：这种情况的出现原理同肩颈痛一样，由肿瘤压迫到上腔静脉影响了交感神经功能所导致。临床上又称为Horner综合征。

(4) 脑卒中或双目视力下降：癌症患者的凝血因子较正常人高，所以机体常处于一种高凝状态，容易导致脑血栓形成，进而引起脑卒中。而肺癌出现脑转移时，转移瘤压迫相关功能部位也容易引起脑卒中与视力下降。

(5) 手指或足趾关节粗大：一开始仅仅是关节疼痛，但类风湿相关的检查指标为阴性。可能为肺癌引起的关节病变，临床上又称肺性关节病。手指或足趾关节的肿大又称为杵状指。

(6) 不明原因的出现腰背肥厚、满月脸及四肢消瘦：肺癌细胞可能产生促肾上腺皮质激素（ACTH），使得肾上腺产生大量的糖皮质激素，从而引起激素水平的失衡。

以上所描述的各类症状并非肺癌独有，一旦出现，需到正规医院进行检查以排除肺癌。

62. 哪些食物与肺癌预防有关

预防肺癌的主要措施除了戒烟、环境等外，膳食因素也很重要。下面我们来简单地介绍几种能对肺癌起到一定预防作用的膳食。

(1) 十字花科类蔬菜：含有一种叫异硫氰酸盐的物质，可以降低烟草所引发的癌变反应。常见有：① 白菜类，小白菜、菜心、大白菜、紫菜薹、红菜薹等；② 甘蓝类，卷心菜、花椰菜、芥蓝、青花菜、球茎甘蓝等；③ 芥菜类，叶芥菜、茎芥菜 (头菜)、根芥菜 (大头菜)、榨菜等；④ 萝卜类。

(2) 抗氧化维生素：目前除了明确额外补充 β 胡萝卜素会促进吸烟人群患肺癌的风险外，其余维生素对肺癌的影响尚未有定论。

63. 肺癌的预防要点

肺癌的高危人群有：① 男性、年龄在50岁以上，吸烟指数在400年支以上 (吸烟的年数乘以每日吸烟的支数)。② 吸二手烟超过20年，长期工作在密闭的环境中或长期工作在粉尘颗粒较多的环境中。③ 慢性肺部疾病患者 (慢性支气管炎、慢性阻塞性肺气肿等)。④ 体内外接受过量射线照射者，如金属矿区内的职业者，长时间接触无机砷、石棉等物质，但又缺乏保护。⑤ 长时间接触煤烟或油烟者。所以在预防方面，要做到以下几点。

(1) 禁止和控制吸烟：是减少肺癌发病率与死亡率最易调节的因素，是肺癌预防的关键。成人应积极主动戒烟，青少年要养成良好的生活习惯，杜绝吸烟。禁止在公共场合及家庭内吸烟。避免吸入二手烟。

(2) 强化绿色环保意识：从我做起，防止室内污染的形成。多植树，植物叶片具有较大的表面积，能够吸收有害气体和吸附 PM2.5，同时也能产生有利气体。

(3) 拒绝厨房重油烟：① 厨房里尽量安装排风量大、质量好的除油烟设备，这样能够保障油烟有效迅速的排出。平时，厨房要经常保持自然通风的状态，减少油烟在厨房的逗留时间。② 炒菜时应对油温有所控制，尽可能将油温控制在200℃以下 (以油锅冒烟为极限)。当油温大于200℃时，不论是哪种油都会发生化学反应产生一定的致癌物质，而且从营养学的角度来看，避免油温过高还可以保证食物的营养价值。

(4) 避免暴露于职业场所或环境中的致癌物，尤其是氡气的吸入。

(5) 其他：多吃水果和蔬菜，尤其是含优质蛋白质、维生素A、B族维生素的食物。加强体育锻炼，多参加户外活动。及早预防和治疗慢性肺疾病，如肺结核、慢性支气管炎、肺气肿、矽肺等。

结 直 肠 癌

64. 导致结直肠癌的原因有哪些

结直肠癌是我国最常见的消化道恶性肿瘤。所有自结直肠上皮起源的恶性肿瘤统称为结直肠癌。根据位置又分为结肠癌和直肠癌。结肠癌发生在升结肠、降结肠、横结肠和乙状结肠的位置；直肠癌则是发生在齿状线至直肠与乙状结肠交界处之间的癌。常见的致病原因如下。

(1) 饮食因素：动物蛋白质、食物中亚硝胺及其衍生物含量过高；摄入过多的酒精及油炸食物；维生素A、维生素C、维生素E及硒的缺乏。

(2) 肠道炎性疾病：慢性溃疡性结肠炎、肠腺瘤、肠息肉等。

(3) 遗传因素：约20%的大肠癌由遗传因素引发，如家族性腺瘤性息肉病、遗传性非息肉病性结直肠癌。

(4) 生活方式：久坐、缺乏身体活动等。

65. 哪些慢性肠道疾病可能演变为结直肠癌

临床上我们常碰到一些患者反复出现腹痛、腹泻、便血或是黏液便的症状，心理上非常焦虑，生怕患肠癌。在这里，我把可能导致肠癌的几种慢性肠道疾病总结出来，供大家做一个参考。

(1) 溃疡性结肠炎：是一种病因尚不明确的肠道炎症性疾病。临床表现为腹泻、腹痛、黏液脓血便，病情轻重不一且常反复，有时还合并关节炎等肠外表现。溃疡性结肠炎主要破坏的是肠黏膜层，疾病缓解的时候黏膜可能修复，但会产生瘢痕，在后期形成息肉。溃疡性结肠炎主要发生在20～30岁，男性患病率大于女性。患有溃疡性结肠炎肠癌的发病风险较普通人群高5.7倍，患病时间越长，罹患肠癌的风险越高。

(2) 克罗恩病：和溃疡性结肠炎一样，也是一种炎症性肠病，病因也不明确。临床表现以腹痛最为多见，腹泻也是常见症状，但由于该病可引起肠粘连、肠壁增厚或是局部脓肿，所以有时在体检时腹部会摸到包块。但克罗恩病的黏血便没有溃疡性结肠炎那样多见。在结肠镜下，克罗恩病的肠道大多可看见节段性或跳跃性的病灶分布，同时伴有纵向走行的溃疡，有的患者溃疡周围的黏膜还可见鹅卵石样的改变。克罗恩病的发病高峰年龄主要集中在20～30岁和60～70岁，男女性别无差异。与溃疡性结肠炎相同的是，克罗恩病患病时间越长，罹患肠癌的风险也越高，如果在30岁之前患有克罗恩病，肠癌的患病风险为普通人群的4～20倍。

因此，对于溃疡性结肠炎和克罗恩病的患病人群，需要定期复查血液炎症指标及肠镜检查等。其中，克罗恩病患者根据患病范围、部位、病变类型、患病程度等进行相应时间的随访。具体方法和时间可到消化内科专科进行咨询。

66. 肠息肉会演变成结直肠癌吗

肠息肉是肠黏膜表面突出赘生物的统称。通俗一些讲，肠息肉就是长在肠管内壁上的小肉球。一般情况下，人们是感觉不到肠息肉的存在的，只有在肠镜检查时才会被发现。

肠息肉一般可以分为炎症性息肉和腺瘤样息肉。炎症性息肉发生炎症增生性病变恶变的可能性非常低，而腺瘤样息肉恶变的概率非常高，腺瘤已被公认为癌前病变。

腺瘤包括三种类型：管状腺瘤、绒毛状腺瘤和管状绒毛状腺瘤。其中绒毛状腺瘤最为常见，癌变的概率也最高，管状绒毛状腺瘤的癌变概率相对较低。一般而言，腺瘤直径大于2 cm时癌变率为30%～50%，大于1～2 cm时癌变率为10%。所以，当发现有腺瘤样息肉时，要及时处理，防止进一步的癌变。而即便腺瘤得以及时的切除，也有30%以上会出现复发，因此仍需密切随访。

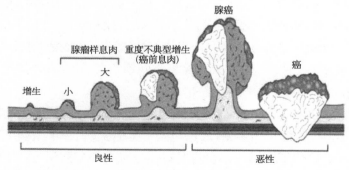

· 肠息肉演变（小息肉—大息肉—重度不典型增生—原位癌—浸润性癌）·

67. 久坐不动易患结直肠癌吗

在继"低头族"之后,一个新的名词——"久坐族"悄然流行。

"久坐族"是现代都市生活的一大特点。清晨我们从床上起来,坐上餐椅吃早餐,接着坐上汽车座椅,然后坐上办公座椅,一晃到下班,继续坐上汽车座椅,接着是餐椅或沙发……"坐"成为每天的关键词。也许你会说,这有什么不好的吗?我不用跑东跑西,不用风吹日晒,在这张椅子上我可以完成一切。可是,长时间下来,你发现了么,你的颈、肩、腰、背开始僵硬、酸胀、疼痛;你开始体倦神疲,精神萎靡,哈欠连天……最关键的是,久坐已被证实是大肠癌的高危因素。因为久坐不动可使结肠蠕动减弱,使粪便等代谢物质在结肠中停留时间延长,导致致癌因子与结肠黏膜接触时间相对延长,从而易患结肠癌。

此外,人体免疫细胞的数量,也是随着活动量的增加而增加的,久坐会妨碍免疫细胞的生成。

所以,是时候动起来了。癌症顶级杂志《柳叶刀》中有文章指出,每天久坐8小时以上的人,如果每周"活动"至少35.5小时,他们的死亡率就不会提高。这里所说的"活动"并非专指体育锻炼。而是"代谢相同活动"(metabolic equivalent task, MET)。

也就是说,活动没有限定种类,关键保证新陈代谢就行。所以,不想跑步?不想去健身房?如果找到合适的替代活动,也许真的没有问题。但前提是你真的要动起来。

68. 成人每天最佳身体活动量是多少

2011年国家卫生部疾病预防控制局发布的《中国成人身体活动指南》建议成人每天应达到6 000～10 000步活动量,此外还包含经常进行中等强度的有氧活动,积极参加各种体育和娱乐活动、维持和提高肌肉关节功能(如关节柔韧性活动、抗阻力活动等)。尤其是每天30分钟的中等强度的有氧活动可以有效预防大肠癌。因此,对于久坐族而言,任何时候开始体育活动都不晚,即便是多年静态生活方式的人,只要开始身体活动就可以明显感受到健康的益处。

69. 肥胖与结直肠癌的关系

肥胖的发生通常是因为营养过剩和活动的减少。2014年国际癌症研究机构证实1/4的肥胖相关癌症患者的发病与个体的平均BMI的升高相关。肥胖按照脂肪分布可分为两类：中心型肥胖和周围型肥胖。其中，中心型肥胖又称腹型肥胖，与男性结肠癌的相关性密切。也就是说，男性人群中，腰围越粗，结肠癌的风险越高。

但是，肥胖增加结肠癌风险的具体机制至今未有定论。目前认为，能量获取过剩、运动量消耗减少以及腹型肥胖导致的胰岛素抵抗等内分泌失调是导致结肠癌的直接原因。

70. 补钙真的能预防结直肠癌吗

钙是人体生理活动中必不可少的物质。它不仅是骨骼发育的基本原料，更参与神经、肌肉的活动和各种神经递质的释放，以及调节激素分泌等必需的生理活动。通常情况下，人体对钙的需求是通过饮食获得，但是钙在吸收的过程中会受到众多因素的影响。那么，补钙真的可以预防大肠癌吗？

首先，我们要搞清两个概念：钙和维生素D。维生素D不是钙，但它能促进钙的吸收。同时维生素D还能促进健康细胞分化并支持细胞凋亡，并且能抑制血管生成，而我们知道多种癌症是通过新生血管进行侵袭转移的。2015年美国癌症中心的一项研究认为，维生素D可以通过加强机体的免疫系统，降低罹患结直肠癌的风险。

人体维生素D主要来源于口服和皮肤合成。来自美国哈佛大学医学院的一项包括多个国家超过400万份的随访病例认为，每天摄入维生素D 1 000 ～ 2 000单位或是每天晒10 ～ 15分钟的太阳，可显著降低结直肠癌的发病率。此外，大量的回顾性研究证实了维生素D和钙联用对于结直肠癌的预防作用。

在我国，大部分成年人平均钙的摄入量大概只有400 mg/d，这远远低于国际健康组织推荐的1 200 mg/d，所以在我国部分人是需要适量补钙的，但是补钙不能盲目进行,因为过量的补钙会造成结石疾病衍生,所以要结合自身的钙含量科学补钙,并且在补充钙质的过程中应动态监测钙含量,及时调整补充剂量。同时建议在就餐时服用就比较好。

71. 排便习惯及性状的改变是结直肠癌的预警信号吗

排便习惯改变主要是指排便次数及粪便性状的变化。例如,平时排便比较松软,最近突然便秘,又或者原来粪便成型,最近突然变细;还有人排便次数发生改变,原来每天1次,现在每天得好几次。部分患者还出现腹泻和便秘交替出现,同时粪便中还出现有黏液和血液的出现。如果没有其他原因的影响,却常发生以上几种情况,并且经过正规治疗无好转,就应该引起重视。因为这种现象很有可能是由于不同位置的肠道出现问题所引发的现象。

腹部左半结肠主要包括部分横结肠、降结肠和乙状结肠,这些部位的肠腔不如右半结肠宽大,乙状结肠与直肠之间又成一个锐角连接,所以此部位一旦出现占位就会导致便秘。而腹部右半结肠主要包括盲肠、升结肠、部分降结肠,这些部位的肠腔较宽大,移动性较大,所以肠腔内出现占位时首发表现一般为大便的不成形、腹泻,到后期,可能会表现为腹泻与便秘交替进行。当直肠部位出现占位时,最直接的表现就是里急后重,也就是便意频频,这主要是由于病变对于直肠壁的刺激,多时每天可达十多次。排出的粪便中常含有黏液。

因此,排便习惯及性状的改变对于肠道疾病的发生有着非常好的预警作用。在生活中,一旦发生类似的症状,且正规治疗2周以上无效时,应警惕结直肠肿瘤的可能。

72. 如何区分便血的性质

便血是肠癌最早和最常见的表现。表现轻者可仅仅是粪便隐血试验阳性,重者可表现有黏液血便、黏液脓血便或是鲜血便。造成粪便出血的原因通常为肠道肿瘤、肠道息肉和痔。

首先,我们来看肠道息肉:正常的肠道非常光滑,通过无障碍,但是如果长了息肉,肠道会出现隆起,一些干燥坚硬的粪便通过时就可能遇到障碍并将其磨破。少量损伤肉眼看不出来，可以通过粪便隐血试验检测。但是损伤情况严重时，肉眼便可以识别，这一类便血一般为排便时出血，排便结束后停止，量多少不等，一般血液不与粪便相混，或息肉位置高、数量多，也可与粪便相混。

直肠和肛门出血，如肛裂、痔：出血颜色鲜红，且不与粪便混合。一般仅黏附在粪便表面，或是排便后血液滴在便池中，或是厕纸上有血迹。

如果是肠道肿瘤出血，一般为脓血、黏液血便。肿瘤若在结肠部位，血便一般在粪便中段或是末段，呈暗红色，混有黏液；若在直肠部位，血色较新鲜或暗红色，粪便中可有黏液，往往血液、黏液、粪便三者相混。如果是早期阶段，一般不会出现类似的血便，只能通过粪便隐血筛查或是结肠镜明确诊断。因此，定期进行粪便隐血检测是结直肠肿瘤筛查（初筛）的重要途径。

73. 阿司匹林可以预防结直肠癌吗

阿司匹林是一个古老而又神奇的非甾体抗炎药物。最早它被用于解热镇痛、预防心血管疾病，然而自20世纪70年代晚期，澳大利亚墨尔本的一项临床研究结果发现，和那些不使用阿司匹林的人群相比，定期使用该药的人群患结直肠癌的概率似乎降低了40%。在之后的几十年中，阿司匹林被证实通过抑制COX活性以减少前列腺素合成，或抑制$p38$基因等的表达以调控细胞信号通路来使得大肠癌的发生率降低。同时，阿司匹林预防结直肠癌的效应认为和基因有一定相关性。有研究认为，携带野生型$BRAF$基因的人群，定期服用阿司匹林可使肠癌患病风险降低27%，而突变型$BRAF$基因患者，丝毫未从中获益。

2016年4月11日美国预防服务工作组（USPSTF）最终发布了阿司匹林作为心血管疾病和结直肠癌一级预防的指南，最终推荐认为：10年心血管风险 ≥ 10%且无出血风险增加的50 ~ 69岁人群，应考虑服用低剂量阿司匹林（≤ 100 mg/d）来预防心血管病和结直肠癌。但是，请注意，尽管结直肠癌的预防在整个阿司匹林治疗中占有重要地位，但只有坚持5 ~ 10年才能体现，并且前提条件是在心血管病高危人群中使用。也就是说，如果您不属于心血管疾病高危人群而服用阿司匹林对于预防结直肠癌是没有意义的，反而还会存在出血风险。

在预防复发方面，2017年美国国立综合癌症网络（NCCN）指南更新了其

"生活方式和健康资讯"条目推荐,建议早期结直肠癌根治术后患者服用低剂量阿司匹林作为癌症的二级预防。

74. 哪些饮食习惯易招惹结直肠癌

在所有的癌症类型中,结肠癌的发病与膳食营养的关系最为密切。从发病率上来看,西方国家的发病率高于亚洲国家在很大程度上取决于其饮食习惯,即以高脂肪、大量红肉类食物、精制甜食、细粮、高脂肪奶制品等食物为主。目前得到证实的易导致结直肠癌的饮食习惯有以下几种。

(1) 高脂肪、高蛋白质、低纤维素:如红肉及加工肉制品,多项研究证实红肉类食物的摄入量与结肠癌呈剂量依赖的关系。

(2) 油煎炸食品:食物(尤其是肉类食品)烤焦、炸焦的部分可能含有作用于结肠的致癌剂。若每周摄取3次以上油炸食品,结肠癌的相对危险度是摄取不足1次者的2.3倍。

(3) 腌制食品:若每周摄取3次以上腌制食品,结肠癌的超额危险度是摄取不足1次者的2.2倍。

(4) 酒精(乙醇):酒精的代谢产物本身是一种致癌物、突变剂和肿瘤启动子,能促进癌症的发生。而且,酒精的过量摄入会影响叶酸的代谢,并导致叶酸缺乏。叶酸缺乏会引起染色体断裂,最终促进肿瘤的发生。

(5) 微量元素和矿物质:几项国家级的大规模研究发现,多种癌症的死亡率与当地膳食中硒摄入量及土壤硒含量呈负相关。

小贴士

相对危险度(relative risk, RR):亦称危险度比,是暴露组的危险度(测量指标是累积发病率)与对照组的危险度之比。

超额危险度(AR):又称特异危险度、绝对危险度、率差、归因危险度等,是暴露组发病率与非暴露组发病率相差的绝对值,说明危险特异地归因于暴露因素的程度,即由于暴露因素的存在使暴露组人群发病率增加或减少的部分。

75. 哪些食物可以预防结直肠癌

(1) 非淀粉类蔬菜：包括绿叶菜、葱属类、十字花科类蔬菜。

(2) 新鲜水果：水果中富含各类抗氧化维生素，如维生素C、胡萝卜素、类黄酮、维生素E等；还富含各类植物化合物，如膳食纤维、酚类化合物、萜烯类化合物等。这些植物化合物被证实可能起着协同抗癌的作用。

(3) 膳食纤维素：多项研究证实，膳食纤维摄入越多，结肠癌的危险性越低。膳食纤维可以促进肠道蠕动，保持大便通畅，使肠道内的有害物质及时排出。我们身边的膳食纤维主要包括谷物和粗粮等。

(4) 海鱼：海鱼类食物中富含 $\omega-3$ 多不饱和脂肪酸，$\omega-3$ 多不饱和脂肪酸具有抑制癌细胞增殖、促进癌细胞凋亡、促进细胞的分化与抑制新生血管形成的作用。

(5) 钙、维生素D补充剂：前面我们已经说过，结肠上皮正常细胞由于过度增殖发生突变，进而导致癌变。其中，血红素代谢产生的细胞毒作用可加速细胞过度增殖。而钙能与体内胆汁酸、脂肪酸、血红素相结合，从而降低此类物质对结肠的不良影响。因此，每天补充700 ~ 800 mg或以上的钙可以有效预防结肠癌。而维生素D在结肠癌的预防中同样起到非常重要的作用，但只有和钙剂联合使用方可发挥其作用。

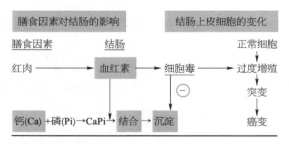

· 膳食中钙对预防结肠癌发生的假设机制：膳食中的钙与血红蛋白结合形成的沉淀物能抑制由血红蛋白引起的细胞毒作用，从而预防结肠癌 ·

(6) 姜黄素：在印度人使用的咖喱中含量较为丰富。在动物试验中，它被证实能抑制结肠癌前病变的起始与增殖阶段。但是，关于如何使用，用多大剂量，多长时间才能对人体起到有效的防治作用，还有待进一步的研究。

(7) 茶叶：茶叶中的茶多酚可以达到比维生素E强20倍的抗氧化作用，

小贴士

植物化合物：是一个医药学方面的概念，是指植物生长过程中产生的对人体健康作用特殊的非营养的有机化学物质；通过一定手段方法将这些有机化学物质分离提纯出来，用于食品、医疗等方面，就是植物提取物。因此，植物化合物与植物提取物、中药草药提取物、天然提取物等是紧密相连的概念。

酚类化合物：指芳香烃中苯环上的氢原子被羟基取代所生成的化合物，是芳烃的含羟基衍生物，根据其分子所含的羟基数目可分为一元酚和多元酚。

而氧化所造成的细胞修补压力是造成人体老化与癌症的祸首。因此每天饮茶可以起到良好的防癌作用。

但是，这里需要强调的是，均衡饮食和饮食多样化是最基本的原则，不可因为惧怕癌症而彻底素食，也不可因为某些事物具有防癌功效，就长期大量的食用。

76. 结直肠癌的预防要点

结直肠癌的高危人群有：① 结直肠癌高发地区的中老年人（大于40岁），特别是"三高"饮食（高脂肪、高热量、高蛋白质饮食）和肥胖的人。② 曾罹患结直肠癌，并经手术治疗的患者（有研究证实有2.5% ～ 11%的结直肠癌患者在手术后可在余留的肠道中再长出新的肠癌）。③ 结直肠癌患者的亲属或家庭成员。④ 慢性溃疡性结肠炎、克罗恩病患者。⑤ 曾患大肠息肉或腺瘤患者。⑥ 林奇综合征、家族性腺瘤性结肠息肉（APC）患者。⑦ 既往盆腔接受过放疗的患者。⑧ 有反复肠道症状的人群，如反复便秘、腹痛、便血的患者。⑨ 家庭人员曾患有腺癌（如肺癌、肠癌、胃癌、甲状腺癌和乳腺癌）者。

预防要点如下。

(1) 保持健康的饮食习惯和生活方式。① 饮食习惯的调整：多吃水果和蔬菜,增加食物纤维的摄入,并适当添加谷物;尽量减少红肉和脂肪的摄入;适当服用少量叶酸,可适当补充维生素。② 改变生活习惯:控制体重,尽量将体重维持在标准范围内;保持有规律的体力活动,增加运动的强度和持续时间;将每天酒精摄入量控制在30 g以下。③ 积极治疗癌前病变:若发现患有息肉性腺瘤或是溃疡性结肠炎,应尽早切除及治疗,防止进一步恶化。④ 适量补充钙和叶酸,小剂量阿司匹林可减少结直肠息肉和癌症的风险。

(2) 对高危人群进行筛查,包括40岁以上人群及具有以下一项者应做60 cm纤维肠镜检查:① 粪便隐血试验阳性;② 一级亲属患结直肠癌史;③ 本人有癌症史及肠息肉史;④ 有两项以上下列症状、慢性便秘、黏液血便、慢性腹泻、慢性阑尾炎史、不良生活事件史(如离婚、近亲亡故等)。

(3) 基因检查:具有遗传性疾病发病特征的患者及家属接受基因检测,可预测癌症风险。① 在遗传性非息肉性大肠癌综合征中,若hMSH1和HmMLH2的配对错误所造成的基因缺失约占全部的90%;若检查结果表明存在这一风险致病基因,则其家庭成员患癌症的风险为90%。② 家族性腺瘤性结肠息肉,最简单的基因检查是接受蛋白截断试验,约80%的患者具有截断APC蛋白。

胃　癌

77. 胃癌的致病原因有哪些

顾名思义,胃癌就是胃部的一种恶性肿瘤。胃部的恶性肿瘤不止胃癌一种,还有胃间质瘤、胃神经纤维肉瘤、胃淋巴瘤等,胃癌特指起源于胃上皮组织(即胃黏膜)的恶性肿瘤。

胃主要由"两口""一体""一窦"组成(图)。两口指的是上方的贲门和下方的幽门,一体指的是连接两口的胃体,胃体最底端至幽门之间称为胃窦,是食物最易淤积的地方,也是胃溃疡和胃癌的高发部位。胃壁由内而外分为四层:黏膜层、黏膜下层、肌层和浆膜层。一般情况下,从黏膜层发生恶变,逐渐向外层浸润,直至突破浆膜层,侵犯周围器官和组织。

据最新的资料统计,胃癌的全球发病率在恶性肿瘤中居第四位,病死率居第二位,我国是胃癌高发地区,每年新发胃癌患者40余万例,占据全球年新增病例的50%。出现"一高三低"(发病死亡率高、早期诊断率低、手术根治切除率低、5年生存率低)的态势,尤其近些年来,胃癌的发病趋势越来越年轻化,这可能和垃圾食品、环境及精神压力大有关,因此如何预防胃癌及早期发现胃癌至关重要。

78. 酒精会不会导致胃癌

在正常情况下,人的胃黏膜上附着一层黏液蛋白,这种黏液蛋白的主要作用是保护胃黏膜。当长期过量饮酒时,酒精的刺激可以使这层胃黏膜蛋白溶解,从而导致出血、水肿,重者可以形成多处糜烂出血点、溃疡等。目前酒精直接引起胃癌的证据不足。但是酒精对胃癌的间接作用,是酒精致癌的关键。

首先,长期饮酒可导致食量减少,从而导致维生素与微量元素减少,包括维生素A、B族维生素、维生素C、维生素D及微量元素的缺乏。其中维生素A可促进细胞分化而抑制其增生。假若维生素A缺乏,细胞的正常分化多被增生代替,同时机体对致癌物质的敏感性增加;而当B族维生素缺乏时,不但胃癌增加,肝癌的发生率亦增加;维生素C的缺乏可妨碍阻断亚硝胺类物质在体内分解,从而可以加强亚硝胺的致癌作用;维生素E是抗氧剂,它可以抑制致癌物质的氧化激活过程,若体内缺乏维生素E,则可导致防癌物质氧化酶不足,随之而产生癌。另外,服用许多西药后,在体内与酒精结合,可形成高毒性的代谢物。例如:服用阿司匹林后,酒精可使胃肠道出血的危险性增大。

79. 幽门螺杆菌是胃癌发生的危险因素

幽门螺杆菌 (helicobacter pylori, HP) 是一种螺旋形、微厌氧、对生长条件要求十分苛刻的细菌。1983年首次从慢性活动性胃炎患者的胃黏膜活检组织中分离成功,它是目前所知能够在人胃中生存的唯一微生物种类。

幽门螺杆菌感染是最肯定的胃癌发生的危险因素。幽门螺杆菌感染者发生胃癌的危险性较未感染者增加6倍。目前认为,幽门螺杆菌与胃癌相关的主要原因是其毒性产物CagA、VacA可能具有促癌作用,而在胃癌患者中抗

CagA抗体检出率明显较一般人群增高。但单纯的幽门螺杆菌感染并不会直接导致胃癌,胃癌的发生还需要有遗传、环境及胃组织癌前病变的共同作用。因此,幽门螺杆菌阳性并不意味着将来一定会得胃癌。

在大多数情况下,首次幽门螺杆菌感染发生在婴幼儿或是儿童时期。主要的传染源在于家庭成员,传播途径主要为口-口接触、粪-口接触、亲密接触、进食被污染的食物等。

因此,保持良好的饮食习惯对于预防幽门螺杆菌感染至关重要。

80. 慢性胃炎会导致胃癌吗

慢性胃炎分为慢性浅表性胃炎和慢性萎缩性胃炎。

所谓慢性浅表性胃炎,也就是我们平日里常说的胃炎,它还有一个医学名称叫慢性非萎缩性胃炎。这种胃炎主要指胃黏膜的浅表性炎症,胃部腺体基本正常。而大部分胃镜报告中即使出现诊断"慢性浅表性胃炎",也只代表胃部可能有一些功能性的消化不良或是非溃疡性的消化不良,并不是胃黏膜真的有了慢性炎症。因此,这一类型胃炎一般不会发生癌变,在经过适当治疗后,炎症即可逐渐消退。但是如果治疗不当,往往可发展成慢性萎缩性胃炎。

慢性萎缩性胃炎主要是指胃黏膜发生萎缩性改变。它占慢性胃炎的10% ～ 20%,多见于老年人,发病率随着年龄的增长而上升。从类型上可以分为多灶萎缩性胃炎和自身免疫性胃炎两大类。前者病变主要发生在胃窦部,呈多灶性萎缩,主要以幽门螺杆菌感染所导致的慢性非萎缩性胃炎发展而来;后者病变主要在胃体,主要是由自身免疫引起的胃体胃炎发展而来。

在临床表现上,萎缩性胃炎并没有明显的特异性,常见症状主要以隐痛和消化不良为主,如上腹部的饱胀感、不适或疼痛(以餐后多见)、嗳气、反酸、恶心、食欲不振等消化不良的症状。

严格来说,单纯的萎缩性胃炎并不都会变成胃癌,但如果同时伴随有肠上皮化生或异性增生者则应视为癌前病变。胃癌是从萎缩性胃炎的肠上皮化生和异型增生的基础上一步步发展而来的,而萎缩性胃炎将来是否会发展为癌前病变或是癌变,应根据病变的萎缩程度,具体问题具体分析。

如果你是一名萎缩性胃炎的患者,积极利用胃镜防治癌变的发生是非常必要的,复查的频率如下:① 一般性的萎缩性胃炎患者(无显著肠上皮化生和不典型增生),3年复查1次;② 不完全性结肠型肠上皮化生伴轻度不典型增生,每年复查1次;③ 中度不典型增生者,3个月复查1次;④ 重度不典型增生者(癌前病变),应手术切除局部病灶,以绝后患。

81. 检验单上"肠上皮化生"是什么意思? 与胃癌有关吗

肠上皮化生简称肠化生,是一种病理学名词。它主要是指当慢性浅表性胃炎发展到慢性萎缩性胃炎时,胃黏膜上皮内出现了类似肠道黏膜的细胞。我们知道胃黏膜的主要功能是分泌胃酸,而肠黏膜的主要功能是吸收。肠化生的出现使得分泌、消化功能降低,不分好坏地吸收各种物质或是不能及时地将有害物质清除,长年累月下来,局部就堆积了一定的致癌物质,这些致癌物质长期接触其他正常的胃黏膜,进一步发展到"不典型增生",最后导致癌变。

单纯性的肠化生是不必紧张的。但是如果伴随有慢性萎缩性胃炎和幽门螺杆菌感染,就必须引起重视,尽快行胃镜检查。

82. 胃溃疡与胃癌相关吗

通常情况下,我们常说的胃溃疡主要指消化性溃疡,它可发生在食管、胃或十二指肠,也可发生于胃–空肠吻合口附近或含有胃黏膜的Meckel憩室内。其中,胃溃疡和十二指肠溃疡最常见。由于两者的病因和临床症状有许多相似之处,所以难以区分。只有通过X线钡餐检查或是内镜检查明确病变位置来加以区分。

胃溃疡发生的主要病因为幽门螺杆菌感染及非甾体抗炎药物的滥用,多见于青壮年。它的典型表现为饥饿不适、饱胀嗳气、反酸或餐后慢性中上腹疼痛,疼痛一般是规律的,呈周期性发作。疼痛时间能持续数小时,有烧灼感,逐渐消失,到下一餐后再次出现。严重时可有黑便与呕血。慢性胃溃疡癌变率在1% ~ 7%,癌变部位常发生于溃疡边缘,十二指肠溃疡一般不发生癌变。

83. 什么是遗传性胃癌

遗传性胃癌是一种罕见的遗传性疾病,占胃癌的1% ~ 3%,可分为遗传性弥漫型胃癌和遗传性肠型胃癌。它的诊断标准为：① 家族中至少有3例确诊的胃癌患者，其中1例必须是另外2例的第一代亲属；② 至少累及连续的两代人；③ 至少1例胃癌患者的发病年龄小于45岁。

目前得到世界公认的作为遗传性弥漫型胃癌易感基因的是E-Cadherin基因（CDH1）。此外，微卫星不稳定性（microsatellite instability, MSI）及幽门螺旋杆菌感染也被认为与遗传性胃癌有关。对于符合遗传性胃癌诊断标准且有发病危险的家族成员应及时采取干预措施。这些措施如下。

(1) 预防性全胃切除。对遗传性胃癌家系中年轻无症状、产生CDH1基因种系突变的携带者进行手术，但不建议在18岁之前进行。而对于手术时间的选择来说，如果上一代中的父亲或母亲患胃癌，那么他们的儿子或者女儿应在他们上一辈发病年龄提前15年行预防性全胃切除。而对于同代患者来说，手术应该在家族成员中最早发现形成遗传性胃癌年龄的基础上提前5年行手术治疗。

(2) 内镜检查。对不行手术者，内镜检查每6个月1次并随机多处活检。

(3) 辅助化疗。因为其发病率低，目前疗效未见报道。

84. 长期贫血和胃癌有关系吗

什么是贫血呢？贫血就是指人体外周血红细胞（也称血色素）容量减少，低于正常范围下限的一种常见的临床症状。1972年WHO制订的诊断标准认为在海平面地区血红蛋白低于下述水平诊断为贫血：成年男性130 g/L，成年女性120 g/L，孕妇110 g/L；贫血的症状主要有面色苍白、头晕、失眠、心悸、气短，有时还会导致记忆力下降。贫血的类型非常多，其中与胃癌相关的主要是缺铁性贫血及巨幼细胞贫血。前者的主要原因是胃内的溃疡灶长期少量的出血（出血量小于50 ml）导致缺铁，影响造血功能。而后者则是由于胃黏膜的损伤、胃切除、胃酸缺乏等长期的慢性的对造血系统的影响。据统计，恶性贫血患者中有10%发生胃癌，胃癌的发生率为正常人群的5～10倍。

偶尔几次检查发现贫血并不可怕，但是如果属于胃癌高危人群，又伴有长期贫血（排除女性生理期），同时又伴有体重迅速下降，就要引起重视，尽快到医院进行鉴别诊断。

85. 胃息肉会转变为胃癌吗

许多确诊为胃息肉的患者因为看到胃镜图片上胃壁显示有一个小小的隆起便误以为这是胃癌，由此引发了巨大的心理负担。其实，胃息肉和胃癌是两个概念。

胃息肉是在胃黏膜表面生长的圆形或椭圆形隆起样病变，有的可呈分叶状，有蒂或无蒂，多数直径在0.5～1.0 cm，少数直径大于2 cm。它可分为非肿瘤性息肉（增生性息肉、错构瘤性息肉、炎性息肉和异位性息肉）和肿瘤性息肉（管状腺瘤和绒毛状腺瘤）两大类。前者较常见，占胃息肉的75%～90%，主要为炎性黏膜增生形成，恶变倾向非常小，但增生性息肉若不及时处理，可逐渐发生局部的异性增生（腺瘤样变），从而发生恶变。肿瘤性息肉占胃息肉的10%～25%，恶变倾向高（可达30%～58.3%），尤其是当瘤体直径大于2 cm、绒毛状腺瘤、异型增生Ⅲ度者恶变率更高。还有的研究表明，当患有胃息肉，同时伴随胃癌的可能性为7.4%～13%，所以在做胃镜检查时应认真仔细，防止漏诊。

总体来说，胃息肉不同于胃癌，但仍有恶变可能，所以当发现患有胃息肉时应尽早切除，防止进一步发展。

86. 哪些饮食习惯与胃癌的发生有关

与胃癌发生相关的饮食主要有霉变食品、腌制食品、烟熏煎烤食品和高盐饮食。那么这些食品和胃癌的发生究竟又有怎样的关系呢？

(1) 腌制食品：说到腌制食品就不得不提到一个名词——亚硝基化合物（NOC）。在已知的300多种NOC中，已证实75%具有致癌性。这类化合物既可以溶于水又可以溶于脂类，主要是通过使DNA烷化损伤而使癌基因和抑癌基因发生改变。NOC的来源分为内源性和外源性。人体胃内的酸性环境正是NOC的天然合成场所，如果没有消化掉的宿食在这样一个酸性环境中合成内源性NOC，又恰好碰上胃内存在癌前病变，长此以往，NOC就非常容易将癌前病变直接演变成胃癌。而外源性NOC主要来源于特殊的发酵食品即腌制食品，比如鱼露、虾酱、酸菜、咸菜等。

(2) 烟熏煎烤食品：当食物在火上烟熏煎烤时，有机物高温分解和不完全

小贴士

如何计算每天食盐的摄入量

有一种简单好记的方法：买500 g食盐后，记下购买食盐的日期，当这500 g食盐吃完后，再记下日期，那么就知道这500 g食盐吃了多少天，用所吃盐量除以吃盐的天数，再除以家中就餐人数，就可得出人均粗略的食盐摄入量。另外，餐桌上的酱油也是膳食中食盐的主要来源。所以在计算食盐量时，也应加上通过酱油所摄入的食盐量，计算方法同上。需要说明的是，酱油中食盐含量为18%左右，只要将酱油用量乘以18%，即得出人均通过食用酱油摄入的食盐量。将此量加上食盐量，便是家中每天人均的食盐量。

燃烧可形成多环芳烃类化合物 (PAH)，PAH在进入人体后可代谢活化而形成高毒性代谢物，这些代谢物可以在体内产生许多毒性效应，包括细胞毒性、遗传毒性、免疫毒性、致畸性和致癌性等。

(3) 高盐食品：尽管盐不是一个致癌物，但过量的盐或盐制品的摄入会导致萎缩性胃炎。我们说过萎缩性胃炎中大约有10%最终会成为胃癌，因此高盐被认为是一种促癌剂。我国居民膳食指南提倡每人每天食盐量应少于6 g。对于有轻度高血压者及心脑血管病者，则应控制在4 g。

87. 哪些食物可预防胃癌

(1) 新鲜的水果和蔬菜。前面我们说到亚硝胺是通过Ⅰ相酶催化后形成致癌物，那么有没有什么办法或是其他可以阻断Ⅰ相酶的催化作用呢？还真有，这种物质叫Ⅱ相酶。它能发挥解毒作用，使部分化学致癌物失去活性，阻断致癌的过程。而在新鲜蔬菜和水果中富含的异硫氢酸盐、类黄醇、柔花酸类等都是已经明确的具有促进Ⅱ相酶作用的阻断剂。那么是不是所有的蔬菜与水果都具有预防胃癌的功效呢？最近的一项研究表明，葱属类蔬菜包括大蒜、大葱、香葱、韭菜等对胃癌的预防作用最为显著。

(2) 豆类食物及其制品：豆类食物中的代表为黄豆。在黄豆中含有大量的大豆异黄酮,这种物质能抑制癌细胞的增殖、抑制肿瘤新生血管的形成。那么问题又来了,是不是所有的豆类食物及豆制品都能对胃癌起到预防作用呢? 我们知道,传统的豆制品分为发酵及未发酵两种类型。像日式料理中的豆酱汤和纳豆都属于发酵豆制品,而我国居民常吃的豆浆、豆奶、豆腐、腐竹等都属于未发酵豆制品。多项的对照研究表明,食用未发酵豆制品较多的人较不经常进食这类食物的人患胃癌风险的危险性降低了40%;而进食发酵豆制品较多的人患胃癌的风险反而增高了30%。所以,适当进食未发酵豆制品对于胃癌的发生是具有一定的预防作用的。

(3) 绿茶。绿茶中主要起到抗癌作用的是儿茶素与黄酮素。它们能抑制癌细胞的增殖、转移与新生血管的形成。

(4) 营养补充剂。目前较明确对胃癌有一定预防作用的营养补充剂主要为维生素C和维生素E。两者预防胃癌的发生原理主要有:① 都能清除体内氧自由基;② 降低胃部亚硝基类化合物的浓度;③ 阻断致癌物亚硝基类化合物的亚硝基化反应;④ 研究认为,维生素C能抑制幽门螺杆菌的生长和繁殖。

88. 如何早期发现胃癌

胃癌的发生与发展具有一定的规律性。早期胃癌一般局限于原发脏器,即使出现淋巴结转移,也限于周围的第一、二站,此时如果进行正确合理的根治手术或是综合辅助治疗可治愈。而如果胃癌由侵袭期发展到扩散期,出现了多种途径的转移扩散,存在明显的或不明显的远处转移灶,治愈的可能性就微乎其微了。据相关数据统计,早期胃癌5年的生存率在85% ~ 90%。而浸润性胃癌术后5年生存率在20%左右,胃癌分期越早,治愈的机会就越大。因此,胃癌的早发现、早诊断、早治疗对其预后至关重要。

如果最近出现以下的症状之一,请警惕胃癌的可能性。

(1) 腹痛失去原有溃疡病发作的规律性,明显异于从前。

(2) 胃痛发作时,进食及吃药无用,反而加重。

(3) 持续便血或是呕血。

(4) 无明显诱因及原因的上腹部胀气、不适,全身疲劳、体重下降。

(5) 胃切除术后5年以上,近期再次出现上腹部不适、消瘦、贫血、体重下降等症状。

如果出现以上症状,请及时到附近医院进行胃镜检查以鉴别诊断。

89. 胃癌的预防要点

(1) 我们来了解一下胃癌的高危人群

1) 患有慢性胃疾病的患者:主要是指具有胃癌易变倾向的良性疾病,常见的有以下几种:① 慢性萎缩性胃炎;② 慢性胃溃疡;③ 胃息肉 (直径 >2 cm,多发且基底较宽);④ 胃部分切除术后者;⑤ 其他,如巨大胃黏膜肥厚症、疣状胃炎等。

2) 有幽门螺旋杆菌感染者。

3) 有不良饮食习惯者:如饮食不规律,吃霉变食物,吃饭速度快,喜食腌制、熏制食品,高盐饮食,少食新鲜蔬菜者。

4) 长期酗酒及吸烟者。

5) 精神受刺激和爱生闷气者:在胃癌危险因素的调查分析中发现,生闷气、精神受刺激、长期抑郁者胃癌发生的危险性明显升高。

6) 有胃癌或食管癌家族史者。

7) 恶性贫血者。

8) 某些特殊职业者的相关研究表明,暴露于硫酸尘雾、铅、石棉、除草剂的工人,以及金属行业的工人,胃癌发生的危险性明显升高。

9) 基因改变:在胃癌的发生与发展中会有一系列改变,如原癌基因的激活 (*K-Sam*、*C-met*、*C-erbB*2) 和抑癌基因的失活 (*P*53、*P*16、E-钙黏蛋白、VEGF 等改变)。

(2) 在预防胃癌时要注意以下要点

1) 胃癌高危人群应定期检测幽门螺杆菌并及时予以消除。

2) 减少盐的摄入:人均每天盐的摄入量不超过 5 g。

3) 增加蔬菜和水果的摄入,尤其是维生素 A 及维生素 C (抗坏血酸) 的摄入。

需要特别说明的是,目前 β 胡萝卜素和维生素 C 被证实能提高萎缩性胃炎和肠化生的退化率,干扰癌前病变发展为胃癌的进程。

4) 戒烟及烈性酒。

5) 少吃烟熏、油炸、油煎鱼、肉。肉、鱼以清炖为好。

6) 适当增加蛋白质丰富的新鲜牛奶、豆浆及其他豆制品，还有新鲜鱼、肉、蛋。

7) 要按时进餐，避免暴饮暴食，少吃过硬的食物。

8) 进食时要细嚼慢咽，不要过快，食物也应尽量避免过热。

9) 保持心情愉悦，情绪乐观，不生闷气。

乳　腺　癌

90. 乳腺的结构

　　乳房位于女性胸肌和肋骨的前方。每个乳房由15～20个乳腺小叶组成，每个小叶由许多更小的腺小叶组成，腺小叶的末端是分泌乳汁的盲端——腺泡。乳腺小叶、腺小叶和腺泡由很细的输乳管连接，输乳管逐级汇合最终开口于乳头。其中，腺小叶和腺泡的数目和大小因发育、妊娠、哺乳、月经周期的变化而不同。乳头周围颜色较深的皮肤称为乳晕。在乳腺小叶和输乳管周围充满脂肪组织。脂肪组织的多少决定乳房的大小。

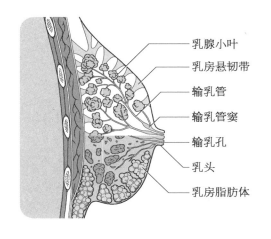

乳腺小叶
乳房悬韧带
输乳管
输乳管窦
输乳孔
乳头
乳房脂肪体

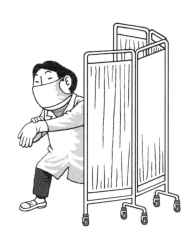

· 乳房结构 ·

乳腺癌是女性最常见的肿瘤相关性死亡原因。它常发生于乳腺腺上皮组织。乳腺腺上皮细胞在多种致癌因子的作用下,产生基因突变,继而增生失控,产生癌变。

91. 乳腺有肿块就一定是癌吗

乳腺肿块是乳腺癌患者最常见的临床表现,但是乳腺肿块并不一定是乳腺癌,出现乳腺肿块可能由多种因素导致。首先,我们要区分这个肿块是正常的乳腺结构还是异常的病变。

乳房肿块有增生的乳腺结节、脂肪颗粒等是正常的乳腺结构变化。乳腺良性病变包括:① 乳腺发育及退化不良性疾病,如囊肿、硬化性乳腺病等;② 外伤所致的脂肪坏死、血肿及机化、钙化;③ 感染性疾病,有急性乳腺炎、乳房结核、寄生虫所致的异物肉芽等。乳腺良性肿瘤包括纤维腺瘤、导管内乳头状瘤、脂肪瘤等。乳腺恶性肿瘤除了乳腺癌,还有较少见的乳腺肉瘤及淋巴瘤等。

乳腺癌一般以一侧乳房单发肿块常见,好发部位为乳腺的外上象限。

乳腺癌肿块大多呈实性,质地较硬,一般为不规则的团块,边界比较模糊,活动都与肿块侵犯的范围有关。而少数的乳腺癌起病以乳头排血性、浆液性液体为主。当肿瘤发展到一定阶段会出现腋窝淋巴结的肿大,当然也有部分患者是先摸到腋窝淋巴结肿大才发现乳腺癌的。

因此,一旦触摸到乳房及腋窝的肿块,请及时到乳腺专科就诊。

92. 乳腺癌一定会有肿块吗

乳腺癌的表现多种多样,并非一定有肿块。除了肿块外,还可以有以下表现。

(1) 乳头溢液:又分为生理性溢液和病理性溢液。生理性溢液主要指妊娠和哺乳期的泌乳现象、口服避孕药或镇静药引起的双侧乳头溢液及绝经后妇女单侧或双侧少量溢液等。病理性溢液是指非生理情况下,一侧或双侧来自一个或多个导管的间断性、持续性、从数月到数年的乳头溢液。这类型的乳头溢液可见于乳腺导管扩张症或乳腺囊性增生,后者一般伴有乳腺肿块。

而发生于大导管的乳腺癌或导管内癌的溢液性质大多表现为血性，少数可出现浆液性或水样。它多为单侧导管溢液。

(2) 佩吉特病 (Paget 病)：又称湿疹样乳腺癌。典型表现为乳头糜烂，与皮肤湿疹类似，最开始时患者会感觉乳头的皮肤增厚、发红，变得粗糙并伴有瘙痒、烧灼感，进而出现糜烂、脱屑，结痂。如果不加以处理，可进一步形成溃疡，并扩大到整个乳晕，严重者整个乳头都可被侵袭，同时还会伴随乳腺肿块和腋窝淋巴结肿大。

(3) 隐匿性乳腺癌：比较少见。临床上主要以腋窝淋巴结转移或是其他脏器的远处转移起病。但是和乳腺自身相关的体格检查、影像学检查 (乳腺 B 超和钼靶) 均未见阳性结果。

93. 乳腺增生与乳腺癌的区别

乳腺增生不是癌症，也不是炎症，它仅仅是乳腺导管在结构上的退行性或进行性变化。目前研究认为，乳腺增生主要和内分泌功能紊乱 (尤其是卵巢功能失调) 密切相关。由于激素平衡失调，乳腺导管和小叶在周而复始的月经周期中，增生过度却又复旧不全，直接引发了乳腺增生症。所以，与乳腺增生相关的一些症状，如乳腺的肿块、腺体的弥漫性的增厚以及周期性的疼痛，常常发生在月经前、劳累后或是情绪波动比较大时，而在月经后这些肿块和增厚会明显缩小并且疼痛消失。这种疼痛一般为胀痛，难见刺痛。

乳腺增生在刚开始时仅仅只是乳腺结构上的一些变化，但如果导致其变化的内分泌激素紊乱得不到及时的调整，同时又不断地受到外部各种因素 (工作及生活压力、人际关系、情绪失调等神经精神因素) 的刺激，乳腺增生不断的加重，甚至出现无序、无限制的恶性增生，最终有可能转变成乳腺癌。

事实上，乳腺增生和乳腺癌在某些方面确有相同之处。例如，在发病的高危人群方面，都表现为月经初潮早、绝经迟、首胎年龄较大、胎次少、受教育程度高等；都与内分泌失调、雌激素水平较高有关。

因此，虽然乳腺增生并不可怕，但要坚持科学的自我保健、自我检查并保持良好的心态及生活方式同时要定时进行相关的肿瘤筛查，才可以预防乳腺

小贴士

什么年龄段易患乳腺癌

　　我国乳腺癌患者的发病年龄较轻,从30岁开始出现,40～49岁达到高峰,这比西方女性的患病年龄段提早了近10年。因此,对于30岁以上的育龄妇女,建议半年至1年常规做1次B超检查;而对于40岁以上女性,建议每年做1次钼靶检查,可以早期发现乳腺癌。

癌的发生。

94. 乳腺癌会遗传吗

　　遗传性乳腺癌是指含有 *BRCA*1、*BRCA*2、*TP*53、*PTEN* 等基因突变的乳腺癌。遗传性乳腺癌占全部乳腺癌的5%～10%,大多具有家族聚集性。

　　直系亲属中如有乳腺癌患者则会增加乳腺癌的相对危险度。若直系一级亲属(母亲、女儿)中有1人患乳腺癌,其本人患乳腺癌的危险度增加1倍;若有2人患乳腺癌,则其本人患乳腺癌的危险度增加5倍。若患病者发病年龄越轻,其直系亲属患病的危险度越大。

　　乳腺癌的遗传因素也包括良性乳腺疾病史,尤其是增生性的乳腺疾病。例如,乳腺患有严重的非典型性上皮增生、可触及的囊肿、复杂的纤维腺瘤、乳腺导管乳头状瘤、硬化性腺病及中重度的上皮增生都可能增加患乳腺癌的危险性。

95. 如果存在 *BRCA*1/2 基因突变该如何应对

　　*BRCA*1/2是一种直接与遗传性乳腺癌有关的基因。正常情况下,它们是两种可以抑制恶性肿瘤发生的基因,也就是我们常说的抑癌基因。它们在调节人体细胞的复制、遗传物质DNA损伤修复、细胞的正常生长方面有重要作用。*BRCA*1基因突变者,患乳腺癌和卵巢癌的风险分别是50%～85%和15%～45%;有*BRCA*2基因突变者,患乳腺癌和卵巢癌的风险分别是

50% ～ 85%和10% ～ 20%。如果这两个基因同时突变,会使患乳腺癌的概率提高到70% ～ 80%。著名影星安吉丽娜·朱莉正是因为 *BRCA*1 基因突变而选择预防性切除乳房及双侧卵巢。

另外,在拥有这个基因突变的家族中,乳腺癌患者或者其一级、二级亲属中若有2个或2个以上的卵巢癌患者,则此家族属于遗传性乳腺癌-卵巢癌综合征家族 (HBOC,此名词将在妇科篇详细解释)。

若是遗传性乳腺癌-卵巢癌综合征的家族成员,必须要进行终身的癌症监测:① 18 ～ 21岁起每月进行1次乳腺自检,25 ～ 35岁起每半年或每年进行1次乳腺外科门诊乳腺体检,同时每年进行1次乳腺B超;② 25 ～ 35岁起每年或半年进行1次的盆腔检查、引导超声检查、血清CA125及妇科B超检查。

96. 肥胖会导致乳腺癌吗

俗话说"千金难买老来瘦",这句话是很有道理的。近年来,美国一项纳入 282 000 例病例的meta分析显示,患乳腺癌的危险性随BMI增加而增加,$BMI > 30 \ kg/m^2$的患者患乳腺癌的风险是正常人的1.3 ～ 2倍,肥胖可显著增加女性患乳腺癌的风险。大量研究证实,绝经后女性患乳腺癌的风险与体重、BMI 呈正相关。但是对于绝经前患者而言,肥胖程度却与罹患乳腺癌的风险呈负相关,肥胖反而对乳腺具有潜在的保护效应。2011 年的一项纳入 41 594 例健康女性参与的前瞻性队列调查研究发现,绝经后肥胖女性患乳腺癌的风险增加1.31倍,而绝经前肥胖女性患乳腺癌的风险未见增加,同时体重上升并未增加绝经前女性患乳腺癌的风险,但是绝经后女性患乳腺癌的风险增加1.32倍。因此,为了降低乳腺癌的患病风险,保持合理的BMI非常重要。

97. 坏情绪与乳腺癌的发生有关吗

在基础篇中我们曾提到过"癌症性格"。事实上,癌症的发生与个体的精神心理因素是密不可分的,尤其是与内分泌水平密切相关的乳腺癌。乳腺是内分泌器官,它的激素分泌和内分泌功能受神经内分泌调节。压力、焦虑、紧张等心理因素都会导致内分泌紊乱,女性很容易因精神创伤而影响神经内分泌激素的平衡。

生活中不良社会心理事件和个体特征主要包括以下几种。

(1) 生活意外事件：主要是生活中的突然变故，比如家庭成员的不幸事件、失业等。在临床上，乳腺癌患者既往病史中往往在发病前半年或是数年中，经历过重大生活事件打击，如伴侣或父母的离世、离婚或是失去生活来源。

(2) 个性特征：患癌的女性往往多愁善感、情绪抑郁、易躁易怒、沉默寡言等，有些表现可能与女性进入更年期有关，但主要还是与性格特点相关。而这些可以通过相互交流、社交活动、体育锻炼或心理疏导缓解或纠正，从而减少癌症的发生。

(3) 职业特点：从事压力大、过度紧张、快节奏、高噪声、昼夜颠倒等职业的女性，常伴有神经内分泌紊乱，需要保持良好的心理状态，养成良好的心理素质，积极面对和治疗各种心理创伤。

98. 乳腺癌的发生与女性生理周期的改变有关吗

我们已经知道乳腺癌的发生与女性雌激素水平密不可分。其中，女性生理周期的变化因素直接或间接地影响着女性体内的雌激素水平。

女性的月经初潮标志着卵巢功能的成熟，卵巢分泌的激素不断刺激乳腺上皮，使整个生命期间长期接受雌激素的刺激。

因此，女性初潮年龄越早，患乳腺癌的风险越高。目前公认的数据表明，月经初潮早于12岁，以及绝经期推迟在50岁之后，女性患乳腺癌的风险增高；而初潮年龄每推迟1年，乳腺癌发病率将下降20%。绝经年龄每延迟1年，乳腺癌发病风险将增加4%。另外，月经周期的长短与乳腺癌的发病也相关，月经周期短患乳腺癌的概率便高。道理很简单，因为月经周期短，女性1年内月经次数增多，月经中期雌激素高峰对乳腺组织刺激的次数也增多。同样，停经时间的延长也使女性的行经次数和时间明显增多，乳腺受刺激素刺激增多，乳腺癌的患病率自然升高。

99. 告别丁克，做一个"完美女人"

从20世纪90年代至今，有一个名词曾非常火，这个名词叫"丁克"。意思就是夫妇双方都有收入却不要孩子,过着自由自在的二人生活。尤其在北京、上海、广州、深圳等一线城市中,中青年女性主张婚后不生小孩的达到24.7%,而且女性较男性而言更愿意"丁克"。

说实在的,作为一名职业女性,我挺能理解"丁克"一族的初衷:由于社会的飞速发展,加快了生活节奏和人才的竞争,生育和抚养孩子需要太多的精力,影响在事业上的作为;在一线城市抚养一个孩子的经济成本和精神压力非常大;生育还可能会使身材变形,生活质量下降。因此,要不要孩子,要了孩子怎样对他负责,有时还真不是件简单的事。

可是,且不说这样的想法颠覆了传统的生育观念,有悖于社会延续和发展的基本伦理道德,重要的是,这种做法很有可能使"丁克"一族中的女性朋友们失去一次增强抵御乳腺癌能力的机会。

为什么这么说呢?因为女性的第一次足月妊娠可以导致乳腺上皮发生一系列变化而趋于成熟,从而使上皮细胞具有更强的抗基因突变能力,同时还可以产生大量的孕激素,而孕激素恰恰可以拮抗雌激素,对于乳房的保健非常有用。因此,尽管十月怀胎非常辛苦,但可以给女性带来骨血亲情和强大的抗疾病能力,这种能力越早获得就越有利于预防乳腺癌。

100. 母乳喂养有利于乳腺健康

母乳喂养不仅有利于婴儿,还可以预防乳腺癌,主要是哺乳期孕激素水平增高,雌激素水平降低。

我们已经知道雌激素是乳腺癌发生、发展的重要刺激因子,而孕激素可能是一种保护因子。母乳喂养恰恰可能通过延长孕激素保护作用的时间,相应地缩短雌激素刺激的时间,从而降低乳腺导管细胞发生恶变的风险。

研究表明,未哺乳女性比哺乳女性发生乳腺癌的风险高5倍左右。对于有乳腺癌家族史者,如果哺乳超过3个月,其发病率将降低近50%。此外,由于乳腺炎、乳腺脓肿等原因不能哺乳,或只用一侧乳房哺乳,这些都有可能增加乳腺癌的风险。因此,母乳喂养时间的长短关系着乳腺癌发病率的高低。延长哺乳时间,会降低雌激素水平,对乳腺癌有积极的预防作用。但并不是哺乳时间越长越好。时间过长,卵巢功能会受到抑制,乳腺也会过度萎缩、退化。一般而言,哺乳2年左右为佳。

101. 口服避孕药会增加乳腺癌的患癌风险吗

自口服避孕药发明到广泛应用后，预计目前使用过口服避孕药的女性已超过2亿人，目前每年有6 000万女性使用口服避孕药。目前市场上的口服避孕药主要是由人工合成的雌激素和孕激素配制成的。而乳腺癌恰恰是与激素水平相关的一类疾病，因此关于口服避孕药和乳腺癌之间的关系一直存在争议。

而大多数研究结果认为，服用避孕药者与未服用者相比，患乳腺癌的总体相对危险度并未增加，特别是停止服用5～10年后风险基本消失。但是，对于乳腺癌的高危人群而言，若口服避孕药，其患乳腺癌的危险度会增加。

102. 豆制品到底会不会导致乳腺癌的发生

常有女性朋友问我："听说乳腺癌的发生与雌激素水平密切相关，那这豆制品里也含有许多激素，吃多了会不会得乳腺癌呢？"

"豆制品会导致乳腺癌"这类说法主要源于一些动物实验。有研究认为，部分从大豆中提取的异黄酮会促进乳腺生长，但这项研究并没有直接表明大豆会导致癌症。其实大豆中的植物雌激素异黄酮种类繁多，作为提炼出的单体在实验中对癌细胞表现出部分的刺激或是部分的抑制是一件很正常的现象。况且，现实中的人类和实验中的动物在对于异黄酮的效应方面是不同的，饮食中的大豆和实验中的异黄酮效应同样不同。因此，"豆制品会导致乳腺癌"的说法非常不科学。

在近些年的大样本临床研究中，在亚洲女性群体（如中国上海、新加坡、日本等）中发现，豆制品不但不会增加乳腺癌的患病风险，反而会降低乳腺癌的患病率。

103. 雪蛤、蜂王浆等"美容圣品"会促进乳腺癌发生吗

乳腺癌和子宫内膜癌一样属于激素依赖型的肿瘤。而补充雌激素会引起乳腺癌、子宫内膜癌，更是许多女性根深蒂固的观念。事实真的如此吗？前面我们提到乳腺癌的发生是多因素共同作用的结果，除了与雌激素水平相关外，还受遗传、环境、绝经过晚、初潮过早、肥胖等因素影响。研究发现，雌

激素和（或）孕激素补充治疗 5 年内，并不会增加患者终身乳腺癌的发生风险。现有的循证医学证据表明，即使激素替代治疗超过 5 年者，乳腺癌的发生风险增加的比率也是很小的，并远远小于肥胖、过量饮酒等其他危险因素所带来的影响。

燕窝、雪蛤、蜂王浆等滋补品食用后之所以能美容养颜，大多因其含有雌激素，但雌激素并非人人都可随便"补"的。比如未成年女孩过量食用可能导致性早熟，而对于有乳腺癌、子宫内膜癌等癌症家族史、自身雌激素水平较高、乳腺癌基因检查结果异常的高危人群来说，如果过量进补燕窝和雪蛤，可能会进一步增加患乳腺癌等肿瘤的风险。此外，肿瘤患者也应避免服用富含雌激素的食物或药物，以免恶化病情。

104. 隆胸会导致乳腺癌吗

常说有"事业线才能有事业"，在当今社会，不少女性为了能成为梦中的女神常常选择隆胸术来实现自己的梦想。但是，隆胸是否会导致乳腺癌呢？

目前，整形界通常采用两种隆胸术：假体隆胸及自体脂肪移植隆胸。传统的假体隆胸在近些年已基本退出历史舞台，现阶段主要由自体脂肪移植隆胸术独领风骚。也就是将自己身上腰部、腹部、大腿部等的多余脂肪，采用离心、提纯、净化技术处理后，选择完整的脂肪细胞颗粒，通过精细联合化注射技术，多层次多点填充塑形。注意这里说的是脂肪颗粒，而我们常说的乳腺癌来源于乳腺腺上皮组织；从胚胎学的角度上看，腺体和脂肪的来源完全不同，而从肿瘤学的角度来说，腺体所属的外胚层出现恶性肿瘤可以称为癌，而脂肪细胞所属的中胚层出现的恶性肿瘤则称为肉瘤。目前尚未听闻有脂肪移植隆胸后出现脂肪肉瘤的个案报道，也不能证明自体脂肪移植隆胸和乳腺癌之间有直接关系，同时也没有任何证据表明脂肪移植会增加患者乳腺癌的患病率。

但是，癌细胞从发生发展到形成肿块，需要十余年甚至是数十年的漫长过程。两者之间是否真的有关，还需要时间来告诉我们。

105. 男性也会得乳腺癌

我想大部分朋友都认为乳腺癌是女性的"专利"，所以当我说男性也会得乳腺癌的时候,请你一定要相信这是真的。

其实这很好理解,因为男性也有乳腺,也会发育增生,自然也有可能恶变。但是男性乳腺癌非常少见,占全部乳腺癌的1%。但近几年发病率略有上升,可能和对此疾病的不重视、环境污染有关。

男性乳腺癌的高危人群包括 *BRCA*1/2 基因突变者、隐睾、先天性腹股沟疝、睾丸炎和睾丸切除术、肥胖等因素导致的雌激素上升,雄激素水平下降;某些特殊的职业致癌物暴露,如汽油、废气、辐射、农药等。另外,一旦男性朋友乳腺出现异常肿块,千万不要羞于启齿,应尽快就诊寻找病因。

106. 哪些食物与乳腺癌预防有关

(1) 不饱和脂肪酸:脂肪酸分为饱和脂肪酸和不饱和脂肪酸,其中得到科学证实的是隶属不饱和脂肪酸的橄榄油,摄入越多,乳腺癌的发病率越低。

(2) 大豆和乳清蛋白(通俗讲就是牛奶):在既往的流行病学随访研究中发现,在饮食中添加乳清或是大豆蛋白质,可以帮助女性预防乳腺癌。

(3) 番茄汁:加拿大的一项研究认为,番茄汁中的番茄红素会抑制甚至阻止肿瘤生长,而乳腺癌患者身上的番茄红素极少。同时研究还发现,新鲜的番茄虽然也有番茄红素,但人体更容易吸收加工过的番茄红素,所以我们最好多吃经过处理的番茄产品。

(4) 酱汤:日本的一个研究认为,每天3碗酱汤,患乳腺癌的概率可减少40%。这个研究的调查对象主要来源于40 ~ 50岁的日本女性,结果发现,和几乎不喝酱汤的人相比,每天喝2碗酱汤者乳腺癌的发病率降低26%,喝3碗以上者发病率降低40%。这实际上指的是大豆含有的异黄酮对癌症的抑制作用,尤其对于绝经后的女性效果更为明显。除了酱汤,豆腐及富含异黄酮的食品也可降低乳腺癌的发病率。

(5) 绿茶和红葡萄酒:美国一项研究中将乳腺癌模型鼠分为两组,一组喝水,一组喝茶,结果发现,喝绿茶的那一组实验鼠肿瘤缩小了。这主要是由于绿茶、红酒中所含的多酚有抗癌功效。多酚是有效的抗氧化剂,能够抑制致病的自由基,自由基与心脏病、衰老和多种疾病相关。绿茶中有40%的成分是多酚。

107. 如何进行乳房自我检查

要想预防乳腺癌，就要学会通过自我触摸来检查乳房是否健康。乳房如果有问题，你一定会摸到一个硬疙瘩。不管是一个还是多个，都要提高警惕。如果发现有硬块总是在一点点长大，并且一会软一会硬，就应立即到正规医院进行鉴别诊断。

当自己触摸乳房时，可以把乳房当作一个时钟，像时针移动那样，按照一定的方向进行触摸。摸到硬块时，把硬块的大小、硬度和位置记录下来，比如，是3点钟方向还是6点钟方向；然后过1个月在相同的时间再摸一次，看看这个硬块有没有变化，如果有变化，可能不是肿瘤，但如果没有变化或是变大了，位置动都没动，就需要去医院了。另外，每次检查应以月经来潮的第7～10天，因为此时乳腺组织受各种内分泌激素的影响最小，乳腺腺体相对比较松软，所检查到的情况不会受到生理性因素带来的乳腺组织周期性充血肿胀等干扰，能够比较真实地反映乳腺组织的问题。对于绝经女性，可随意选择每月中固定的一天进行自我检查。

自我检查通常是最早甚至唯一发现乳腺癌表现的手段。但我们也不能盲目相信乳腺自我检查，没摸到异常就不到医院的做法切不可取，这将导致许多尚在早期、病情最轻、最容易治疗阶段的乳腺癌被漏诊或是延迟发现。

108. 乳腺癌的预防要点

乳腺癌的高危人群有：① 月经初潮年龄过早（＜13岁），绝经年龄过晚（＞55岁），行经40年以上者。② 年龄＞40岁，但未婚、未孕、未曾授乳者。③ 有乳腺癌家族病史、单侧乳腺癌既往史。④ 患有良性乳腺疾病者，如乳腺囊性增生、乳腺导管内单发或多发性乳头瘤等。⑤ 长期进食高脂肪饮食者。

如何预防乳腺癌呢？

(1) 18岁起，坚持生理期后7～10天进行乳腺自我检查。

(2) 35岁以后定期由乳腺专科医生临床查体并行乳腺B超、钼靶检查。

(3) 戒除不良生活方式。① 达到和保持健康的体重（参照《中国成人超重和肥胖症预防控制指南》）。每3个月测量1次体重，进行评估。如果BMI过低，进行营养改善；如果BMI超高，避免摄入高热量食物、饮料，并增加体力活动,以达到标准。② 有规律地参加体育活动,拒做"久坐族"。每周至少 5 天,每天至少 45 min 中高强度的运动。③ 尽量减少酗酒、进食过多的甜食及高脂肪饮食等生活习惯、过于紧张劳累的工作节奏、不哺乳、不生育或过晚生育。

(4) 保持良好的心态。避免长期的紧张、焦虑、孤独、压抑、忧伤、急躁、恼怒等不良情绪的刺激。

宫颈癌／卵巢癌

109. 导致宫颈癌的原因有哪些

在我国,宫颈癌占女性恶性肿瘤的第二位。2015 年我国宫颈癌新发及死亡病例数分别为 9.89 万例及 3.05 万例,且发病率和死亡率呈逐年升高趋势。发生在子宫下部的子宫颈的癌症称为宫颈癌。

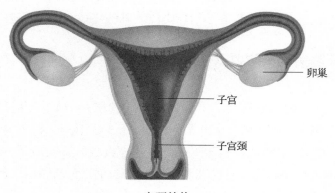

卵巢

子宫

子宫颈

· 宫颈结构 ·

引起宫颈癌的常见原因如下。

(1) 高危型人乳头瘤病毒 (Hr–HPV) 的持续感染:如 HPV16、HPV18、HPV31、HPV33、HPV35、HPV39、HPV45、HPV51、HPV52、HPV56、HPV58、HPV59、HPV68 与宫颈癌及其癌前病变有关。一般而言,感染 HPV 后到发生

宫颈癌前病变,再到宫颈癌需要10～15年。

(2) 混乱的性生活。首次开始性生活时年龄小且有多个性伴侣,易感染HPV。但这种感染一般是一过性的,90%以上一过性的HPV阳性在1年至1年半内会自动转阴。若机体免疫力下降,会出现持续感染状态,直至癌前病变。

(3) 机体自身免疫力低下。

(4) 吸烟。研究显示吸烟者宫颈局部分泌物所含的致癌浓度较高,容易使宫颈上皮发生异常改变。

110. 什么是接触性出血? 发生接触性出血该怎么办

接触性出血,也称为性交后出血,是女性经常会遇到的一种情况。生育期的女性,大概会有6%的发生率。出血通常是在性生活中或者之后发现的,和月经关系不大。

有些接触性出血是某些疾病的先兆,如果发现这种情况还是需要警惕的。通常情况下性交后出血的病因可能会有:① 宫颈癌,大概有11%的宫颈癌患者可能会有性交后出血,也可能是首发症状。② 宫颈炎症,包括淋球菌、衣原体、厌氧菌等病原体感染以后导致宫颈的部位炎症充血,从而有接触性出血的表现,通常会伴随着白带增多,发黄。③ 宫颈息肉,通常是从宫颈管内脱出,息肉在接触以后容易有出血的表现。④ 宫颈组织糟脆,这不是一个诊断,宫颈管内的柱状上皮在雌激素的刺激下,会出现在宫颈的表面,表现为柱状上皮外翻(过去的诊断为"宫颈糜烂"),也可能会发生接触性出血的情况。

发生接触性出血的情况,不必太紧张,未必一定是得了肿瘤,但还是有必要到医院检查一下,通常情况下医生是用窥具打开阴道暴露宫颈,若是你有很久没有做宫颈刮片了,医生会建议你做一个宫颈刮片的检查,若是有白带的异常,通常需要进行白带的检查。有些病原体,如衣原体、淋球菌和BV病毒(细菌性阴道病病毒)通常需要进行特殊的检查才可以明确诊断。宫颈息肉通常通过医生的肉眼检查就可以发现。宫颈肿瘤、炎症都需要进行相应的专业治疗,息肉在门诊就可以摘除了。若是经过检查排除了肿瘤、炎症、息肉等问题,那么其他的情况就不需要进行特殊的处理,宫颈柱状上皮外翻是正常的一种生理现象，无须进行任何的治疗。所以性生活后出血最需要的是明确导致出血的原因，了解病因后对症治疗。

111. 排卵性出血和接触性出血有什么区别

在正常的28天月经周期中，第12～14天是排卵的日期，此时卵泡破裂，雌激素起伏，致使血管通透性改变，红细胞渗出血管导致少量的阴道流血，或是咖啡色分泌物，一般2～3天可自行停止，最长7天，称为排卵性出血。这种出血属于正常现象，如量少而时间短的可不必治疗，如出血较多，可适当用些止血药。有的在排卵期出血的同时，还会感觉小腹部疼痛不适，如疼痛较轻，时间又短，局部热敷可以止痛，倘若疼痛较剧烈，持续时间又长，则应当请医生给予诊治。

接触性出血主要是性生活、妇科检查或是便秘患者用力排便后有少量阴道出血现象，一般分为病理性和外伤性，也是宫颈癌的癌前病变的信号之一。外伤性主要是指初次性生活或是剧烈运动导致的处女膜撕裂。这种出血一般出血量较少，不需要进行专门的治疗。但若是致命大出血，例如粗暴的性交（如强奸）导致的阴道黏膜撕裂、损伤，应尽快到医院就诊，进行修补、止血、消炎等治疗。

病理性出血的原因很多，前面我们已经提到过如严重阴道炎、宫颈糜烂、宫颈子宫内膜异位、宫颈息肉、宫颈癌等都有可能引起出血；当患有某些妇科疾病时，子宫颈受到触碰，也可能引起出血。病理性出血一般出血量更少，有时仅为白带中伴少许血丝，而无其他明显症状。例如宫颈癌早期，大多没有明显特殊的症状，最早出现的就是接触性出血，所以如果造成出血的病因是严重的宫颈糜烂和宫颈癌，却没有引起重视，也未及早发现，还会使病情延误。

112. 宫颈糜烂需要治疗吗

很多女性一听到宫颈糜烂就晕了，以为宫颈糜烂就是宫颈烂掉了，于是问宫颈烂了怎么办？要怎么治呀？别紧张，宫颈糜烂其实不是病，它仅仅是一种生理现象，就像脸上长了一个青春痘，无伤大雅也无关痛痒。

首先，我们来看一下子宫颈的位置。如果把女性生殖系统比作一个高脚杯，那么子宫颈就是杯柄的位置。

　　子宫颈主要由鳞状上皮细胞和柱状上皮细胞构成。正常情况下，子宫颈表面(靠近阴道)由鳞状上皮细胞构成，整体外观表现光滑；而柱状上皮细胞主要集中于宫颈管内(靠近子宫)，整体外观发红，呈皮肤湿疹状，看起来比较粗糙。正常情况下，两种细胞各做各的，井水不犯河水，可是因为"年轻"，在雌激素的"蛊惑"下，柱状上皮细胞想看看外面的世界，于是覆盖到了鳞状上皮细胞上，这个从肉眼上看似糜烂面的区域在过去被称为宫颈糜烂，而今天，我们叫它宫颈柱状上皮异位。大家注意，这只是柱状上皮细胞位置的改变，细胞的性质和状态没有发生任何改变，因此这个过程只是一个正常的生理现象。因为预防甚至治疗宫颈糜烂并不能预防宫颈癌，定期做宫颈刮片和注射HPV疫苗(已在内地获准上市)，或者进行HPV检查才是预防宫颈癌的正确途径。

113. 什么情况下需要做TCT检查

　　TCT是宫颈液基薄层细胞学检查的简称。新柏式TCT于1996年获得美国食品药品管理局(FDA)认证，1999年正式进入中国，全球每年有6 000万名女性接受此项检查。它也是国际上使用最广泛的一种宫颈病变筛查技术。根据国际文献报道，TCT检查不仅可以100%地发现宫颈癌，而且对癌前病变的检出率也比传统巴氏涂片提高了23.3%，是临床医生最值得信赖的细胞学检查方法。

　　那么什么时候做TCT检查呢？前面我们说了，宫颈糜烂不是病，但鳞柱交界处却是宫颈癌的高发区，好比两国边界，总是纷扰不断，还常会混入HPV病毒这个"间谍"，TCT在这就充当了"安全部门"的角色，它的主要职能就是看看正常的细胞有没有被HPV病毒"策反"。因此，当发现有宫颈柱状上皮异位的时候，建议到医院做一个TCT+HPV检查，以尽早发现是否有HPV感染。

114. 什么时候适合做宫颈刮片检查？做宫颈刮片检查有哪些要求

　　任何有3年以上性行为或21岁以上有性行为的女性应该开始定期做宫

颈癌的筛查,尤其是早婚、早育、有性病史、有多名性伴侣的女性,更是宫颈癌的高发人群,应定期做宫颈刮片检查,及早发现宫颈癌。

那么,女性应该隔多久查1次宫颈刮片呢?据了解,30岁以上女性,建议在前2年每年做1次宫颈刮片和HPV检查。如果结果都是阴性,可延长为每3年查1次,连续查2次后还是阴性,可以每5年查1次。若发现阴道分泌物增多、接触性出血,或不明原因的阴道流血时,需尽快去正规医院就诊。

检查要求如下。

(1) 检查应该安排在非月经期进行。

(2) 刮片前24小时内避免性生活。

(3) 计划检查前24～48小时内不要冲洗阴道或使用置入阴道的栓剂,也不要进行阴道内诊检查。

(4) 有炎症时先进行治疗,然后再刮片,以免刮片中充满大量白细胞和炎性细胞,影响诊断。

115. 怎样解读宫颈刮片报告

在宫颈刮片报告里面一般都会阐述几个问题。

(1) 刮片的质量:通常是用满意或不满意来描述,细胞率大于40%是刮片满意的标志。若是刮片质量不满意,可能是有炎症,或者是刮片的时候取的细胞量不够,读片的医生不能得出结论。若是出现报告不满意的情况,可以考虑在炎症好了或者必要的时候重复刮片。

(2) 非特异性的发现:宫颈刮片检查对于阴道内的感染也是有帮助的,若是刮片结果提示有念珠菌、滴虫、细菌性阴道病的情况,那就需要针对相应的炎症情况进行治疗,也有些特殊的患者,报告会提示放射治疗后改变或者萎缩的情况。

(3) 是否有内宫颈管细胞:若是在刮片内看到内宫颈管细胞,说明标本取材还满意,在一些绝经后女性中不太好获得内宫颈细胞。

(4) 分类:这个是最重要的信息,所以如果前面的不太会看也没太大关系,好好看这一个结果。这一部分大概会给出以下几个可能的结果。

1) 正常:这个结果说明至少在你的刮片细胞里面没有发现不好的细胞。

2）非典型意义的鳞状细胞(atypical squamous cells of undetermined significance, ASC-US)：又称为未确定意义的不典型鳞状细胞。出现这样的结果提示，临床意义不确定，细胞学医生无法判读这个结果的含义，但是又有些不放心，因此标记为ASC-US。临床医生遇到这样的情况时，可以有两个选择：① 在3～6个月以后复查刮片；② 查HPV，若是HPV阳性，那么建议下一步要做阴道镜检查取病理结果，若是HPV阴性就继续观察。

3）不典型鳞状细胞倾向上皮内高度病变(atypical squamous cells cannot exclude HSIL, ASC-H)：提示临床意义不确定，但是倾向于不好。这样的情况下，通常需要阴道镜检查和活检。

4）低度鳞状上皮内瘤变(low grade squamous intraepithelial lesion, LSIL)：提示发现有异常的细胞，需要进一步的阴道镜检查和活检。

5）高度鳞状上皮内瘤变(high grade squamous intraepithelial lesion, HSIL)：提示发现异常的细胞，比起LSIL更进了一级别，预示着不好，这样的结果提示需要进一步的阴道镜检查和活检。

6）不典型腺细胞：提示存在子宫颈、子宫内膜、输卵管或者卵巢来源的腺细胞肿瘤的可能性，通常情况下需要进一步的检查来了解这个不好的细胞来自哪，有的时候需要进行超声检查、宫腔镜、刮宫来进一步明确。

7）鳞状细胞癌或腺癌：若是报告了这个结果，那就最好直接就医，接受进一步的治疗。

宫颈刮片是一个筛查技术，其结果不是最终的诊断，即便结果不好，也只是提示问题，需要下一步的处理，通常是需要通过阴道镜检查和病理活检来明确的。

刮片结果正常不等于绝对正常，受技术方法的限制，宫颈刮片结果存在一定比例的假阴性，因此建议30岁以上的女性可以同时进行HPV和TCT这两项检查，以降低假阴性比例的机会。

116. 什么是HPV病毒？ HPV病毒会导致宫颈癌吗

HPV病毒(human papilloma virus)，中文名为人乳头瘤病毒，是一种球形的DNA病毒，也是所有病毒中"高颜值""高智商"的一种。病毒本身没有细胞结构，无法独立生存，也无法繁衍后代，它"毕生的希望"就是进入人体上皮细胞的细胞核。

HPV是一个拥有100多种亚型的大家族,分布在人体很多部位的皮肤和黏膜,在男性和女性都有分布,最常见于口咽部、肛门生殖道。根据致病力大小或致癌危险性大小,HPV分为低危型和高危型两大类。持续的高危病毒感染是导致宫颈鳞癌及其癌前病变的最重要的致病因素。研究显示,99.7%的宫颈癌和HPV感染有关。大部分口咽部肿瘤(63%)和几乎所有的肛门癌和高危型HPV的持续感染有关。具体高危型HPV的种类仍有争议,有人认为有16种之多,WHO认定其中12种最具致癌潜能:HPV16、HPV18、HPV31、HPV33、HPV35、HPV39、HPV45、HPV51、HPV56、HPV58、HPV59和HPV68。其中危险性最高的是HPV16和HPV18,HPV16和HPV18导致了70%的宫颈癌,HPV45和HPV31分别导致了5%和10%的宫颈癌。同一高危亚型的持续感染危险系数更高。低危型HPV病毒是导致生殖道肛周疣的病原体,HPV6、HPV11和90%的生殖道疣以及96%的尖锐湿疣有关,但不会导致癌变。

117. 有HPV感染就一定会得宫颈癌吗

最近几年,随着宣传的普及,越来越多的人知道宫颈癌和一种叫HPV的病毒有关。超过99%的宫颈癌患者是因为感染了HPV。感染了HPV,即意味着患子宫颈癌的风险更高。要是有一天化验单上显示HPV阳性,大部分人会非常害怕。这时,你可能会后悔为什么之前没有打HPV疫苗。

既往研究表明,HPV阳性确实与宫颈癌的发生相关,因此女性应尽早接种疫苗,在一定程度上可以降低宫颈癌的风险。但HPV阳性并非人们想象的那么可怕。HPV感染最终发展成宫颈癌的必要条件就是:高危型HPV持续感染。事实上大部分人都曾经感染过HPV。调查显示,约70%的女性一生中有感染过HPV。但是感染了HPV并不意味着一定会得宫颈癌,因为它有个"克星",就是我们的免疫系统。HPV感染是具有自限性的,也就是说像感冒一样,是可能自行恢复的。一般在1～2年内,在你还未察觉的时候,HPV病毒就被人体免疫系统神不知鬼不觉地清除了,成为你人生中的"过客"。只有少数免疫系统弱的女性无法自身清除HPV,造成HPV的持续感染。也就是说,大多数情况下,HPV阳性并不会导致宫颈癌。

如果同一种高危亚型的HPV感染超过2年，就需要警惕了。根据丹麦的1万多人群筛查检测中显示，如果两次HPV检测均为阴性，罹患宫颈癌的概率定义为1时；若在2年的持续时间内，两次检测均为阳性，但却是不同的亚型，罹患宫颈癌的风险会升高192.7倍左右；若两次检测是同一个亚型，即为持续状态，罹患宫颈癌的风险上升为813倍。

HPV检查提示阳性并不代表患上了可怕的宫颈癌前病变，可能只是感染了HPV病毒。持续的高危型HPV感染，才会发生宫颈癌前病变（宫颈上皮内瘤变），然后才会发展为浸润性宫颈癌。这个过程很漫长，在这个漫长的发展过程中正规的筛查可发现绝大部分（＞99.7%）的病变，这也是发达国家宫颈癌发病率下降的原因之一。我们对高危型HPV的持续感染也越来越重视，但是重在切实的预防和筛查，因为目前没有什么治疗可以完全清除HPV感染。当HPV检查和宫颈刮片结果都提示可能有问题时，需要定期复查宫颈刮片。但HPV检查和宫颈刮片都只是检查手段，医生有时可能还会根据情况建议进行阴道镜检查甚至宫颈活检来确诊。阴道镜可以通过镜头直接放大观察位于子宫颈上的微小病灶，及早发现，及早治疗。

再次强调，HPV阳性并不代表患有宫颈癌。进行HPV检查的目的是早期发现宫颈癌前病变，及早预防癌症。

118. HPV疫苗有效吗

HPV在世界范围内普遍存在，它是一种DNA病毒，有一大特点：感染人体的表皮与黏膜组织。HPV一共有100多种类型，其中大约13种与癌症有关，称为高危型HPV。其中HPV16和HPV18，危害最大，引起70%的宫颈癌和宫颈癌前病变。HPV主要通过接触传播（包括性传播），大多数人会在性活动开始后很快感染HPV，这是普遍的现象，就算一生只有一个性伴侣也可能感染HPV，皮肤接触也可能是一种传播方式。特别指出的是，避孕套并不能完全阻隔HPV的传播。人在感染HPV后，并不会产生不适，也无法察觉，这时病毒会潜伏起来，变成长期慢性的感染，这也是该病毒的生存之道。而长期慢性的感染，会干扰此处细胞的正常生长，在日积月累的细胞更新过程中就会出现一些异型细胞，最终逐渐演变为癌细胞。HPV感染是如此普遍，而又如此不容易被察觉，因此HPV疫苗在风险预防中就起到了尤为重要的作用。

与其他疫苗类似，HPV疫苗预防的原理在于，真正的病毒入侵前来次"军事演习"，让人体有足够的抵抗力。HPV疫苗在外部结构上模拟HPV病毒，在还没有被HPV感染之前，接种HPV疫苗，人体免疫系统会对这些"稻草人"HPV产生免疫反应，产生针对HPV的特异性抗体。待将来一旦有真正的HPV进入人体，这种抗体就可以将其消灭，从而预防宫颈癌。

目前全球上市的HPV疫苗有三种。其中两种是默克（默沙东）公司研发的，商品名是"佳达修"，有Gardasil和Gardasil 9两种，Gardasil是四价疫苗，可用于防治HPV16、HPV18、HPV6、HPV11病毒的感染；Gardasil 9为九价疫苗，可防治由HPV16、HPV18、HPV31、HPV33、HPV45、HPV52、HPV58及HPV6和HPV11引起的生殖器疣。还有一种是由葛兰素史克（GSK）公司研发的二价疫苗"希瑞适"（Cervarix，香港地区商品名为卉妍康），此疫苗只针对HPV16和HPV18病毒的感染。尽管目前的疫苗没有覆盖所有HPV病毒亚型，但70%的宫颈癌发生与HPV16、HPV18有关，而HPV6、HPV11则可能与尖锐湿疣等疣病的发生有密切的关系。对尚未感染HPV的女性而言，这三种疫苗在预防宫颈癌、癌前病变以及其他生殖器疾病均显示出长期高度的有效性（>95%）。

目前认为这三种疫苗效果相当，Gardasil还可以预防尖锐湿疣等生殖器疣。这三种疫苗的另一个区别在于，Gardasil除了用于女性外，还可用于男性。

小贴士

HPV疫苗接种后的保护期有多长

美国疾病预防控制中心给出的数据是6年，而且保护效果并不随着时间的推移而减弱。6年的数据主要是因为该疫苗上市才8年，还需要更长的时间来观察，HPV疫苗是否有更长的保护期甚至终身有效也只有留给时间来回答。

119. 多大年龄适合注射HPV疫苗？其不良反应及费用如何

宫颈癌是恶性肿瘤中少有的病因明确、可以早期预防和治疗，甚至可以基本消灭的癌症。也就是说，只要早诊早治，宫颈癌完全可以预防、早期发现及治愈。因此，越早接种，预防的意义越大。对于适合接种HPV疫苗的年龄，各个国家或者同一国家的不同机构的建议不一样，全球范围内是9～45岁。美国FDA批准的年龄是9～26岁，有机构建议11～12岁是最佳接种年龄。在美国，中学以后，性生活似乎随时都有可能发生。在我国，HPV疫苗理论上适合9～25岁女性接种。

年龄的限制并不是绝对的，关键是看有没有性生活，性生活一旦开始，感染HPV的机会大大增加，就算一生只有一个性伴侣也可能感染HPV（皮肤接触被认为是一种传播模式）。因此，接种HPV疫苗要在性生活开始之前。HPV疫苗对于无性生活史的女性效果最佳，如果到35岁仍没有性生活，那么这个时候接种也完全是划算的。而如果有人打算一辈子都不过性生活，那么注射疫苗的必要性也就非常小了。

有过性生活以后就不能接种HPV疫苗了吗？也不是，基本上随时都可以接种，只是性生活一旦开始，感染HPV的机会大大增加，官方机构从药物经济学角度来考虑，觉得不划算。而对于既往感染过HPV、年龄较大的女性，接种HPV以预防宫颈癌的意义就不大了，应采用定期筛查的方法来防范宫颈癌，临床上常用宫颈刮片筛检，再进一步阴道镜检查。

HPV疫苗通常分3次给药注射，共需要6个月左右的时间完成，即开始的第1次、第2个月注射第2次，第6个月注射最后1次。年轻女性了解相关知识，与接种预防一样重要，而且应该知道即使接种过HPV疫苗依然要定期做宫颈癌筛查，因为HPV疫苗并不能预防所有高危型HPV。因此，年轻女性有机会可以去接种，HPV疫苗预防宫颈癌的证据确凿，而错过了最佳接种时期的女性则更应该把重点放在计划性筛查上。

120. 哪些人群不能接种HPV疫苗

接种HPV疫苗以前不需要先检测自己是否已经感染HPV。麻疹病毒感染过一次会有终身免疫，而HPV并不是，所以接种疫苗前的检测没有必要。

由于没有足够的数据支持,目前并不推荐孕妇和哺乳期的女性接种HPV疫苗。没有发现HPV疫苗对胎儿的不利影响,所以如果在疫苗接种期间发现怀孕,不用担心胎儿的健康,但是建议停止继续注射尚未注射的疫苗,直到生完孩子。接种完HPV疫苗以后可以马上怀孕,无须等待。月经期接种疫苗则没有禁忌。

121. HPV感染后如何进行筛查

持续的高危型HPV感染,可能导致宫颈癌前病变(宫颈上皮内瘤变),然后发展为浸润性宫颈癌。这个过程很漫长,正规的筛查能发现绝大部分(>99.7%)的病变,这就是发达国家宫颈癌发病率下降的原因之一。我国对高危型HPV的持续感染也越来越重视,重在切实的预防和筛查,目前并没有什么治疗可以完全清除HPV感染。

绝大部分(95%以上)生殖道HPV感染是良性的,可以自身清除,仅有一小部分女性会变为持续感染。绝大部分(80%以上)HPV感染可以在数月内清除(一般在6～9个月,平均8个月,很少有超过1年的),87%的HPV感染可以在12个月内清除,95%的HPV感染可以在2年内清除。HPV分型是决定是否持续感染的最重要的因素,年龄、性生活等因素没有显著影响。不同类型的HPV感染时程也有差别。高危型HPV持续感染的时间(平均为9.3个月)似乎要比低危型HPV(平均为8.4个月)长一些。HPV16最容易引起持续感染(平均为12.4个月),但具体原因还不清楚,也许和机体免疫机制有关。所以当宫颈HPV检查阳性后,不需要在半年内反复去检查HPV。

目前建议25岁及以上有性行为的女性应每年进行宫颈癌的筛查,21～25岁有性行为的女性可选择单独的细胞学筛查方案。筛查结果阴性的,再次筛查间隔时间为1～3年;筛查结果为HPV16、HPV18阳性者,建议进一步行阴道镜检查;筛查结果为HPV16、HPV18型之外的其他高危型HPV阳性者,结合细胞学检测分流:如果细胞学检查阴性,6～12个月复查细胞学和HPV检查,如果细胞学检查异常直接进行阴道镜检查。但确实存在少数HPV阴性的宫颈癌病例,所以单独的HPV检测初筛也有可能导致宫颈癌的漏诊。目前没有任何一种检测方法可以检测出所有的宫颈癌病例,包括细胞学检查联合HPV检测。

122. 感染了HPV还能怀孕吗

可以怀孕。

HPV是很普遍的经性传播的病毒,前面已经提到,超过70%的有性生活的人在一生中至少会感染一次HPV。但是母亲感染HPV不会影响胎儿发育。虽然出生时有可能会感染新生儿,但就像感染HPV的成人一样,大多数婴儿也可以自己清除病毒。还有,感染HPV就不能有性生活、不能顺产的说法,也都是没有科学根据的。

但是,我们还是建议女性在备孕期间做一个宫颈防癌筛查。因为孕期雌激素水平增高,刺激宫颈病变快速进展。筛查是为了能在早期发现子宫颈病变,如在癌前病变状态(就是即将发展为宫颈癌,但还不是的状态)或宫颈癌的很早期就发现了它,有利于进行及时的治疗,用相对比较简单的方法完全可以达到治愈。

123. 男性也会感染HPV吗

答案是肯定的。

人乳头瘤病毒(HPV)分布在人体很多部位的皮肤和黏膜,男性和女性都有,最常见的就是口咽部、肛门生殖道。HPV是通过性生活传播的病原体中最常见的类型,全世界HPV感染的流行率高达10%。年轻女性感染率尤其高,估计约一半的男性和女性一生中曾感染过一次HPV。性生活是HPV感染的主要途径,但不是唯一途径。避孕套并不能完全阻断HPV的传播。目前已经确认的传播方式是黏膜至皮肤、黏膜至黏膜的直接接触,包括阴道、肛门和口腔的性交。其他方式能否感染HPV,存在争议。和人类免疫缺陷病毒(HIV)和2型单纯疱疹病毒(HSV-2)这些传播率较低的病原体相比,HPV的传染性很高。每次性交,从男性传染至女性的传播率高达40%～80%。每个男性伴侣将HPV16传染给女性的可能性达60%～80%。任何和性活动有关的因素,都是生殖道HPV感染的高危因素,包括性生活开始时年龄较小、性伴侣数量、最近的性伴侣变化和另有性伴侣(包括男性和女性)的人进行性生活等。

HPV感染不仅仅导致宫颈癌,90%的肛门癌、40%的外阴阴道癌和12%的头颈癌与HPV感染也密切相关。研究发现,高危男性与宫颈癌发病相关,凡配偶有阴茎癌、前列腺癌或其前妻曾患有宫颈癌的均为高危男性，与高危男性接触的妇女易患宫颈癌。

男性也同样会感染HPV，但大部分国家以及WHO官方文件中并未推荐男性接种HPV疫苗，这主要是因为HPV疫苗昂贵，而免疫接种作为一项公共政策，官方机构一定会考虑其投入收益。HPV疫苗对于男性的获益主要是预防生殖器疣，而此类疾病不会导致男性癌变，并不致死。另外，目前来看，还看不到男性接种对女性宫颈癌预防的作用。

124. 什么是宫颈上皮内瘤变（CIN）？如何正确解读CIN分级

早在19世纪末，就已发现子宫颈浸润性鳞癌周围组织的改变，并逐渐认识到子宫颈鳞癌存在癌前病变。20世纪60年代开始的实验室和临床研究引入子宫颈上皮内瘤变（CIN）这一概念，并根据细胞的分化成熟度、细胞核的异型性以及核分裂活性等将其分为CIN I 级、II 级、III 级 3 个等级，以此指导临床处理，然而，这些CIN亚分类的形态学分界并不明确。高危型HPV感染是宫颈癌及其癌前病变发生的必要条件，但大多数初发的HPV感染仅为表面性感染，此时鳞状上皮细胞尚未进入癌前病变状态，依然保持有分化能力，这种轻度异常的鳞状上皮细胞大多数能自行消退而恢复正常，仅有小部分高危型HPV感染并伴有 $E6$、$E7$ 等基因产物过度表达者具有癌变潜能（即转化性感染），此时形态学及生物学特征符合真正意义上的癌前病变。据此，学者们修正了CIN的分类命名系统，借鉴子宫颈细胞学的TBS分类，使用低级别鳞状上皮内病变（LSIL）和高级别鳞状上皮内病变（HSIL）对宫颈鳞状上皮内病变进行两级分类，并用病变（lesion）代替了瘤变（neoplasia）。2014年，WHO在第4版《女性生殖器官肿瘤分类》中采纳了该分类系统，即将CIN I 级及相关的HPV感染归为LSIL，而将CIN II 级、III 级归为HSIL。虽然在病理科医生的倡导下，将CIN II 级和III级与TBS细胞学报告中的HSIL相一致，但细胞学诊断的HSIL不能替代阴道镜活检及锥切组织学检查作为宫颈癌前病变的诊断依据。

125. 如果出现宫颈上皮内瘤变该如何处理

CIN分为 I 级、II 级、III 级。有时它们的差别可能非常微小，然而CIN总体有15%可发展为宫颈癌。我们很难预测每一例CIN的结果,它们都有进一步恶变发展的危险性,如CIN Ⅰ级、CIN Ⅱ级、CIN Ⅲ级发展到癌的危险分别是15%、30%、45%。所以要对CIN予以重视。

CIN Ⅰ级:65%可自行消退;20%的病变持续存在,保持不变;只有15%的病变进展。当CIN Ⅰ级且TCT结果为HSIL/AGC或以上的女性,或CIN Ⅰ级病变持续2年,我们应该给予物理治疗,比如宫颈冷冻、电灼、激光、微波等。6个月后再次复查TCT,如果结果是正常的,1年以后复查TCT和HPV,如TCT结果是ASCUS及更严重病变或高危型HPV阳性,需行阴道镜检查。其他情况均可观察随访,不需治疗。

CIN Ⅱ/Ⅲ级:阴道镜检查满意的CIN Ⅱ级可选择宫颈电环形切除术(LEEP)或物理治疗,但之前必须行宫颈管搔刮术(ECC)除外宫颈管内病变。CIN Ⅲ级应行LEEP或宫颈锥形切除术,年龄较大者亦可直接行全子宫切除术。

孕期CIN:可以观察,每3个月进行1次TCT和阴道镜联合检查,产后6 ~ 8周再次进行评估,按重新评估后情况处理。75%可在产后半年消退,故更主张保守观察。

任何级别的CIN,任何手段的治疗后,均应进行TCT随诊,每3 ~ 6个月进行宫颈TCT和HPV检测,连续3次正常后,可选择每年1次的TCT和HPV,随访时任一项阳性均建议行阴道镜检查,CIN Ⅱ/Ⅲ级病例要坚持随访20年,CIN Ⅱ/Ⅲ级全子宫切除术后18个月内定期进行TCT的随访及阴道镜检查2次,若均为阴性,以后每年进行1次阴道TCT检查。

126. 白带出现哪些改变需要重视

白带是存在于阴道的分泌物,是指女性生殖器官中具有分泌功能的部分分泌出来的黏液与渗出物混合而成的液体。它的主要成分为:① 子宫颈口及宫颈管内腺体分泌的黏液;② 子宫内膜及阴道黏膜所渗出的黏液;③ 宫颈和阴道脱落的表皮细胞;④ 少量的白细胞;⑤ 阴道固有菌群及其代谢产物。另外,性生活过程中产生的黏液也是白带的一部分,主要是位于阴道口的前庭大腺受到刺激后分泌的黏液,平时不受到刺激的话,并不会产生。

白带是女性生殖道健康的"小卫士"和"晴雨表"。正常的白带是白色或者透明，没有味道，且带有黏性的液体，保持着阴道和外阴的湿润，精心呵护着女性娇嫩的生殖器官。在月经周期的不同阶段，会有不一样的白带。育龄女性在每次月经周期的排卵前2～3天，由于体内雌激素水平逐渐上升达高峰，宫颈管腺体分泌的黏液增多，所以排卵期的白带量多、透明呈蛋清样、拉丝，常常外阴会有湿润感，内裤上会有一些分泌物的痕迹。月经前，因为盆底器官组织充血导致分泌增加，所以外阴就又会出现潮湿感，有时候内裤上有白带的痕迹。排卵期后的黄体期，白带分泌减少，变得黏稠，并混合大量脱落细胞，这个时候的白带是白色的，甚至有些发黄。白带的性状也会受到饮水、饮食、环境、工作、个人卫生及生活习惯等因素的影响。白带一般没有味道或者有轻微的"腥味"。

如果白带是明显的黄色甚至绿色、带有血迹、有泡沫或呈现"豆腐渣"样，都提示可能存在外阴阴道疾病。如果有明显的腥臭味、酸腐味也提示有问题。出现以下情况，建议至正规医院妇科就诊。

(1) 脓性白带：白带为黄色或黄绿色，如脓样，有恶臭味，一般由感染造成。

(2) 无色透明黏液性白带：外观与排卵期的正常白带相似，量多，常见于内分泌失调或使用激素类药物后，通常在月经后就出现增多。

(3) 血性白带：白带如染血，应警惕宫颈癌等恶性肿瘤，某些良性病变也会有此症状。

(4) 豆腐渣样白带：白带中混有豆腐渣样的白色块状物，是霉菌性阴道炎的特征。

(5) 黄水样白带：同时还有其他的表现，如恶臭，伴有组织脱落等。

(6) 脓血样白带：较为少见，为阿米巴性阴道炎的特征。

(7) 褐色白带：常为极少量出血混合白带形成。

(8) 灰白色白带：除白带灰白色以外，通常还存在污浊及鱼腥味，常由感染引起。

(9) 外阴黄色分泌物：有时会造成瘙痒等症状。

需要强调的是，白带检查时干扰因素较多，比如阴道内使用药物、阴道清洗、性生活等，都可能影响结果的准确性。白带检查时要结合症状和肉眼检查来综合判断。

如果出现与平时不一样的白带，千万不要乱找网络上的信息对号入座，或者听信广告、谣言去小诊所或私立医院乱治一气。这样很可能会耽误治疗，后果更严重。觉得有问题，就及时去综合医院的妇科，接受正规的诊断和治疗。

127. 雌激素的变化与妇科肿瘤的发生有关吗

女性的一生都受到雌激素的影响。一个女孩从幼女到少女，然后生儿育女，再然后逐渐衰老，步入更年期，直到生命的终点。女人从生到死，成长发育和喜怒哀乐都与其有关。

雌激素作用于女性身体的各个部位，使女性拥有不同于男性的妖娆身姿和细腻的肌肤。第二性征的发育，都因雌激素的作用而起。雌激素除了可以维持女性外观，更重要的是它可以保护我们的骨骼，保护心血管，保护大脑。所以，有人因为治疗更年期综合征而补充雌激素，也有商家打出"卵巢保养"的旗号，抓住女性想要获得持久美貌的心理。

但是，卵巢的衰老速度和时间在目前的医疗水平下是无法通过人为手段来干预的，只能顺其自然。任何声称能够延缓卵巢衰老的药物和手段都是商家打出来的幌子，并不能产生什么作用。

而且，许多女性生殖系统疾病，甚至包括一些癌症，比如子宫内膜癌、乳腺癌、卵巢癌等，都与雌性激素有关。在女性身体中，最早衰退的器官就是卵巢，也就是说，我们的生命还在延续，但是卵巢早就不工作了。女性到了40岁以后，逐渐出现内分泌紊乱，一些雌激素依赖的疾病发病率明显升高，比如子宫肌瘤、子宫内膜癌、乳腺增生、乳腺癌等。

雌激素和孕激素这对"好姐妹"一直亲密无间。但是随着女性年龄的增长，卵巢功能的减退，雌激素水平会越来越低，孕激素可能出现缺失。长时间单一的雌激素刺激，是引起女性妇科肿瘤的主要原因。这样就可以理解为什么20多岁雌激素水平更高的时候很少有这些病，而40多岁雌激素水平低了，反而会出现雌激素依赖性疾病。因此，雌激素分泌过多并不完全是一件好事，人为补充雌激素更要权衡利弊。雌激素信号通路异常激活容易引起月经失调、子宫肌瘤、子宫内膜癌、乳腺癌等疾病。女性朋友们一定要正确看待雌激素，为了获得持久的美貌而在更年期补充雌激素是需要慎重考虑的。雌激素需要在医生的指导下使用，切勿盲目购买所谓的保健品。

128. 长期口服短效避孕药易增加卵巢癌风险吗

中国女性一提起避孕药，总觉得是激素，有副作用："吃避孕药是不是对身体不好？会发胖吧？没生过孩子更不能吃？对日后生育有影响吧？"一些长辈们更是怀疑："听说避孕药会引发乳腺癌、子宫内膜癌。"

一提起避孕药，很多人想到的就是紧急避孕药，也叫事后避孕药（目前广告中提到的多为此类）。紧急避孕药的主要成分是孕激素，一般含有大量孕激素，通过抑制排卵或者阻止受精卵着床而达到紧急避孕的效果，避孕有效率约为85%。大剂量激素容易造成女性内分泌紊乱，月经周期改变，对女性的身体是有伤害的。

而下面我们介绍的口服避孕药，主要是短效避孕药，作用机制是抑制排卵。主要成分是雌激素和孕激素，这两种激素是女人一生中必须要有的。有些人卵巢功能不好，不能产生雌激素和孕激素，她的发育就停滞在幼女的状态，显示不出来女性魅力，这个时候是需要用激素来补充治疗的。口服短效避孕药虽然是人工合成的，但是作用和自身的激素是一样的，非常安全。而且纯度高，含量低，新一代的口服避孕药很少引起发胖、水肿的副作用。

女性怀孕之后，雌激素和孕激素是持续存在的，以此对大脑形成一种"提醒"，大脑会告诉卵巢："现在怀孕了"，命令卵巢"休息"，以便让妊娠继续下去。短效口服避孕药其实就是模拟妊娠的状态，使体内的雌孕激素维持在一定水平，所以吃避孕药后，卵巢就开始"休息"，不排卵了，不排卵就不会怀孕了。

如果卵巢不"休息"的话，每个月都会产生卵子，每个月排卵后卵巢都有一个伤口，这就要修复。修复过程中如果有异常就容易发生肿瘤，吃避孕药之后卵巢"休息"了，恶变的机会就少了，所以避孕药能预防卵巢癌的发生。

避孕药还能明显降低子宫内膜癌的发生率。因为子宫内膜癌的发生需要有一个长期的雌激素环境，而孕激素可以促进子宫内膜的脱落，抵抗雌激素的这一副作用。所以，如果更年期女性需要吃雌激素缓解更年期的症状，绝对不能一直吃雌激素，一定要配合使用孕激素。孕激素起的就是保护子宫内膜的作用，减少子宫内膜癌的发生。口服短效避孕药时间越长，子宫内膜癌的发生率越低，停药后这种保护作用可持续15年。口服短效避孕药5年能降低50%的卵巢癌发生率，停药后这种保护作用还可持续10年。

最后还要特别提醒一下女性朋友，上面提到的有防癌效果的避孕药不是紧急避孕药，而是每天都吃的短效避孕药哦。

不过，口服避孕药确实存在一些风险：35岁以上吸烟或有心血管疾病的女性，长期口服避孕药会增加静脉血栓、心肌梗死和脑卒中的患病风险。另外，40岁以上、有全身性疾病、肝肾疾病和糖尿病等疾病，患癫痫或抑郁症，月经异常和处于哺乳期的女性最好不要选择这种避孕方法。

129. 什么是遗传性乳腺癌及卵巢癌综合征

多年以来，医生发现在一些家庭之中会有多个女性成员患上乳腺癌和（或）卵巢癌。一般发现的年龄都低于好发年龄，而且有些还得了不止一种癌症。有的是双侧乳房都发现肿瘤，有的同时患上乳腺癌和卵巢癌。研究这些家庭的医生为此发明了一个术语：遗传性乳腺癌和卵巢癌综合征（hereditary breast and ovarian cancer syndrome, HBOC）。

科学家研究了这些家庭的基因，发现了*BRCA*1和*BRCA*2基因。*BRCA*1和*BRCA*2基因是两种具有抑制恶性肿瘤发生的基因。*BRCA*1和*BRCA*2基因的突变可以导致HBOC。HBOC还可以导致输卵管癌、原发性腹膜癌、男性乳腺癌、胰腺癌和前列腺癌等。

有明显的乳腺癌和卵巢癌家族史的女性建议进行遗传咨询，评估*BRCA*基因发生突变的风险。遗传学专家会根据患者的个人及家族患癌史来进行评估。如果是高风险，患者可以选择做基因检测。如果结果显示存在基因突变，患者就有很大的风险患上乳腺癌和卵巢癌。这时她可以考虑采取措施尽早发现肿瘤，甚至想办法降低患癌的风险。好莱坞女星安吉丽娜·朱莉因为检查出有*BRCA*1基因缺陷，有高度罹患乳癌的风险，接受了预防性乳腺切除。后又在医生建议下，手术切除了卵巢及输卵管。

因为乳腺癌在男性中很少见，患乳腺癌的男性通常都要为他进行遗传咨询，检测*BRCA*基因突变。虽说*BRCA*基因突变对男性未来健康的影响，不像对女性那样重大，但是因为他有这个基因的突变，他们也都有患病风险。

如果家庭中有人出现了*BRCA*基因突变，这就意味着他的近亲（父母、兄弟、姐妹、子女）有50%的可能性也存在基因突变。这些人可能就要去做基因检测了，就算不去检测，也要尽早有针对性地开始一些肿瘤的筛查，或者采取其他预防措施来降低患癌风险。

130. 子宫肌瘤会癌变吗

随着彩色超声成为妇科体检的常规项目,不少女性在检查时发现自己长了"子宫肌瘤"。一听到"瘤",很多人就莫名害怕,这是恶性的还是良性的?要怎么治?

子宫肌瘤,是女性生殖系统最常见的良性肿瘤,好发于30～50岁的女性,以40～50岁最多见,发生率在20%～25%。

子宫肌瘤是一种激素依赖型良性肿瘤。雌激素与孕激素联合作用可以促进肌瘤生长。所以,妊娠期子宫肌瘤可能迅速增大,而绝经后子宫肌瘤大多停止生长,甚至萎缩。所以提醒大家,不要为了美容养颜乱吃保健品,万一加了雌激素,可就弄巧成拙了。

一般来说,如果平时没啥不适,体检才偶然发现的子宫肌瘤,而且体积不大(直径＜5 cm),可以继续观察,特别是接近绝经期的患者,每3～6个月随访1次。若随访期间,发现子宫肌瘤增大或出现明显症状,再考虑进一步治疗。

131. 什么是子宫内膜癌? 如何预防

子宫内膜癌是发生于子宫内膜的恶性肿瘤,近年来其发病率在世界范围内呈上升趋势,好发年龄为40～50岁。

子宫内膜癌分为雌激素依赖型和非雌激素依赖型。后者与雌激素无明确关系且极少见。而前者是由于在无孕激素拮抗的雌激素长期作用下,发生的子宫内膜增生(单纯或复杂,伴或不伴不典型增生),并可能导致子宫内膜癌变。在临床中常见于无排卵性疾病,如多囊卵巢综合征(PCOS)、分泌雌激素的卵巢肿瘤、长期服用三苯氧胺的妇女、长期服用雌激素的绝经后妇女。此类型患者一般比较年轻。所以说,雌激素是导致子宫内膜癌的主要原因。

子宫内膜癌早期无明显症状,一旦出现以下异常表现一定要引起重视: ① 不规则的阴道流血,为最常见的症状,子宫内膜癌症状常为少量至中等量出血,很少为大量出血。较年轻或近绝经期患者易将其误认为月经不调,不及时就诊,医生亦往往有所疏忽。个别也有月经周期延迟者,但表现不规律。

在绝经后患者多表现为持续或间断性阴道出血。子宫内膜癌患者一般无接触性出血。晚期出血中可杂有烂肉样组织。② 阴道排液，也要引起警惕。因腺癌生长于宫腔内，感染机会较宫颈癌少，故在初期可能仅有少量血性白带，但后期发生感染、坏死，则有大量恶臭的脓血样液体排出。子宫内膜癌有时排液可夹杂癌组织的小碎片。倘若宫颈腔积脓，可引起发热、腹痛、白细胞增多。一般情况也迅速恶化。③ 由于癌肿及其出血与排液的淤积，刺激子宫不规则收缩而引起阵发性疼痛的症状，占10%～46%。这种症状多半发生在晚期。如癌组织穿透浆膜或侵蚀宫旁结缔组织、膀胱、直肠或压迫其他组织也可引起疼痛，往往呈顽固性和进行性加重；且多从腰骶部、下腹向大腿及膝放射。④ 晚期患者自己可触及下腹部增大的子宫和（或）邻近组织器官，可致该侧下肢肿痛，或压迫输尿管引起该侧肾盂输尿管积水或致肾脏萎缩；子宫内膜癌症状或出现贫血、消瘦、发热、恶病质等全身衰竭表现。

预防要点如下。

(1) 生活作息要规律。要戒烟，保持平衡膳食，加强锻炼，控制体重，保持心情愉悦。

(2) 月经不调的女性要在专业医生的指导下调节月经周期。

(3) 要在专业医生指导下调节激素水平，科学使用孕激素拮抗雌激素的过分作用，如使用一些口服避孕药等均能很好地预防子宫内膜癌。

(4) 30岁以上的女性每年应做妇科体检。

(5) 若出现异常子宫出血要及时就诊和治疗，尤其是围绝经期妇女。

132. 宫颈癌的预防要点

(1) 健康的生活方式：主要包括合理膳食、适量运动、戒烟限酒、心理平衡等方面。防止病毒感染，控制传染源，切断传播途径：① 提倡一夫一妻的固定性关系；② 性生活初始时间的延迟；③ 应用屏障避孕工具。

(2) 接种HPV疫苗：HPV疫苗是世界上第一种针对肿瘤的疫苗。因为性传播是HPV感染的最主要途径，所以HPV疫苗的最佳接种时间是开始有性行为之前，WHO推荐的年龄是9～13岁。但已有性行为的妇女也适合接种，只是疫苗的保护效果可能会打一定折扣。目前，在我国，葛兰素史克的HPV二价疫苗希瑞适用于9～25岁女性的接种。HPV疫苗对于已有的HPV感染是没有治疗作用的，但是能预防后续可能出现的HPV感染。

（3）定期体检：有少数女性朋友对于接受宫颈癌的筛查是持抵触态度的，她们认为：这些检查只是看有或没有宫颈癌，并不能让她不患上这个病，也没什么作用，她还不如不做检查，不知道的好！但是我们必须要知道的是，定期进行宫颈癌的筛查虽然不能直接预防宫颈癌，但是能在早期发现子宫颈病变，如在癌前病变状态（就是即将发展为宫颈癌，但还不是的状态）或宫颈癌的很早期就发现它，以便进行及时的治疗，用相对比较简单的方法完全可以达到治愈。如果等到过了很长时间或者出现了明显的症状以后再来检查，往往都是中期或晚期，治疗费用相对较高、创伤较大、副反应较多，治疗效果也没那么好了。因此，定期体检这一环节也不容忽视。

宫颈癌筛查的方法主要有醋酸染色检查及复方碘染色检查、巴氏涂片、HPV DNA检测、宫颈液基薄层细胞学检查（TCT）、阴道镜检查等，确诊方法是宫颈活检。作为初筛方法，从敏感性和特异性角度出发，我们推荐首选HPV DNA检测联合TCT检查，这也是目前最佳的宫颈癌筛查策略，但缺点是检查费用较高。目前建议25岁及以上有性行为的女性应每年进行宫颈癌的筛查，21～25岁有性行为的女性可选择单独的TCT筛查方案。筛查结果阴性的，再次筛查间隔时间为1～3年；筛查结果HPV16、HPV18阳性者，建议进一步行阴道镜检查；HPV16、HPV18之外的其他高危型HPV阳性者，结合TCT检测分流：如TCT检查阴性者，6～12个月复查TCT和HPV检查；如TCT检查异常者直接进行阴道镜检查。但确实存在少数HPV阴性的宫颈癌病例，所以单独的HPV检测初筛有可能导致宫颈癌的漏诊。目前没有任何一种检测方法可以检测出所有的宫颈癌病例，包括TCT联合HPV DNA检测。

（4）接种HPV疫苗后是不是就能一劳永逸了呢？答案是不能。接种HPV疫苗可以预防95%以上的HPV16、HPV18感染，但与宫颈癌相关的高危型HPV有13种亚型，而目前已上市的HPV疫苗只是针对其中几个主要的HPV亚型，如HPV16、HPV18等（HPV16、HPV18与大约70%的宫颈癌相关）。也就是说，目前的HPV疫苗不能完全覆盖所有的高危型HPV，有少数宫颈癌是与疫苗以外的其他HPV亚型相关的，所以接种过HPV疫苗的妇女仍需定期进行常规的宫颈癌筛查。为了最大限度地预防宫颈癌的发生，建议女性朋友们要将以上几点有效地结合起来。

肝　　癌

133. 原发性肝癌发生的原因有哪些

　　肝是人体内最大的消化腺体,对于整个机体的代谢、胆汁生成、凝血及造血、解毒、免疫功能、热量产生及水电解质的调节起到重要作用,可以说,肝是人体内的"新陈代谢中枢"。肝细胞主要分为两类:肝细胞和肝内胆管细胞。原发性肝癌来源于这两种细胞,分为肝细胞癌、肝内胆管细胞癌及混合性癌。我们常说的原发性肝癌主要来源于肝细胞。我国的肝细胞癌患者占全球肝癌患者的1/2以上。肝癌可以发生于任何年龄,但以40～49岁多见,男性多于女性。

　　致病的常见原因如下。

　　(1) 病毒性肝炎。这是我国原发性肝癌发病的首要原因。它分为乙型病毒性肝炎 (简称乙型肝炎) 和丙型病毒性肝炎 (简称丙型肝炎)。前者占主导地位,全球有50%的肝癌与乙型肝炎相关,25%的丙型肝炎与肝癌相关。在慢性乙型肝炎中,发展成肝硬化的患者有10%～20%,其中又有1%～15%的乙型肝炎肝硬化患者会发展成肝癌。丙型肝炎慢性化概率为50%～70%,其中10%～20%发展为肝硬化,其中又有1%～8%进展为肝癌。

　　病毒性肝炎持续恶化的主要原因是病毒的复制,占76.36%。但是目前,绝大多数的患者对HBV DNA指标的检测比较漠视,缺乏一些基本的抗病毒治疗,进而导致病毒的不断复制,最后不可逆转。

　　(2) 非酒精性脂肪性肝病、嗜酒、摄入黄曲霉毒素污染的食物、接触有毒物质、遗传性血色素沉积症、寄生虫感染等因素都与肝癌有关。

134. 预防肝癌从预防肝炎开始

　　慢性乙型肝炎 (简称乙肝) 是指乙型肝炎病毒 (HBV) 检测为阳性,病程超过半年或发病日期不明确而临床有慢性肝炎表现者。临床表现为乏力、畏食、恶心、腹胀、肝区疼痛等症状。肝大,质地为中等硬度,有轻压痛。病情重者可伴有慢性肝病面容、蜘蛛痣、肝掌、脾大,肝功能可异常或持续异常。根据临床表现分为轻度、中度和重度。而慢性乙肝携带是指 (HBV) 检测为阳性，无慢性肝炎症状，1年内连续随访3次以上血清ALT和AST均无异常，且肝组织学检查正常者。

一般情况下，要想知道患者是否感染过或是正在感染HBV，可通过检测乙肝表面抗原（HBsAg）、乙肝表面抗体（抗–HBs）、乙肝e抗原（HBeAg）、乙肝e抗体（抗–HBe）、乙肝核心抗体（抗–HBc）这五项（俗称"两对半"，也就是我们常说的检查到底是"小三阳"还是"大三阳"）来判断病毒感染的现状和转归。如果确定患有乙肝，还可以进一步检查HBcAb–IgG和HBcAb–IgM判断是急性感染还是已经慢性化。如果是IgM阳性，说明是急性感染期。同时还可以通过检测HBV DNA来判断HBV是否复制或是判断人体内HBV的多少和传染程度。如果检测值大于1 000或者1.0e+003拷贝/ml。说明乙肝病毒DNA呈阳性，提示HBV复制和有传染性。HBV DNA越高表示病毒复制越厉害，传染性强。

乙型肝炎检验各指标的意义

项　　目	缩　　写	意　　义
乙肝表面抗原	HBsAg	表示感染了病毒
乙肝表面抗体	HBsAb 或抗–HBs	表示曾感染过HBV，但已将其消除。或者接种过乙肝疫苗，产生了抗体
乙肝e抗原	HBeAg	阳性表示体内病毒复制活跃，传染性强
乙肝e抗体	HBeAb 或抗–HBe	e抗原消失，e抗体出现，HBV复制活动减弱。HBV发生基因突变，无法产生e抗原，但病毒活动并没有减少。具体情况要根据HBV DNA检测来判断
乙肝核心抗体	HBcAb 或抗–HBc	只要感染过HBV，无论病毒是否被清除，核心抗体多为阳性

135. 避免食用黄曲霉毒素污染的食物

黄曲霉毒素是致癌性极强的一种霉菌。它于1960年由英国科学家发现，在湿热地区食品和饲料中出现的概率最高。它的衍生物有10余种，其中毒性最强、危害最大的为黄曲霉毒素B$_1$，其毒性为氰化钾的10倍、砒霜的68倍，被列入严管的剧毒物质。0.294 mg/kg剂量的黄曲霉毒素B$_1$，就能引起敏感动物的急性中毒死亡。

大量的研究调查发现,但凡食物或是粮食中黄曲霉素污染严重的地区,肝癌的发生率就直线上升。例如,我国的江苏启东、广西扶绥,这两地均处于温度、湿度较高的三角洲地带,粮食容易霉变。这其中,花生和玉米是最易污染黄曲霉毒素的,另外像核桃、开心果、杏仁、桃仁和李仁、椰丝、芝麻等含油脂及淀粉丰富的食物也易感染。曾有研究者对上述地区的粮食做过抽样调查,发现在已经发霉的花生和玉米中黄曲霉毒素B_1的含量部分已超过动物诱发癌症所需的最低剂量,因此高温和潮湿是霉菌繁殖的基本条件。所以,对于食物的保存要特别注意。在日常生活中,应选择干燥低温或常温的环境储存食物,若发现食物霉变或是在粮食的胚芽上出现小黑点时,千万不能吃,应仔细鉴定后再做处理。

136. 长期饮酒会诱发肝癌吗

既往的研究证实,酒精的消耗量与肝癌的发病率呈正相关,尤其是在HBV携带率低的地区。目前认为,酒精引起肝癌的原因主要有以下几种。

(1) 长期嗜酒 (每天摄入酒精50 ～ 70 g):可导致酒精性肝硬化,进而使肝癌发生的概率上升。

(2) 酒精与HBV和HCV协同作用致癌:HBV、HCV和酒精联合作用可以导致肝细胞增生失控,加速酗酒者发生肝硬化与肝癌。

(3) 嗜酒与吸烟协同作用致癌:吸烟增强了慢性乙肝及长期饮酒导致肝癌的相互作用。既往报道认为,既吸烟又酗酒者人群中肝癌的发病率高于普通人群的8倍。

(4) 酒精与化学致癌物协同作用致癌:例如前面我们谈到的黄曲霉素,它和酒精协同作用可诱导酶使前致癌物活化为致癌物。

综上所述,若想要减少肝癌的发病风险,建议每天酒精摄入量小于50 g。

137. 脂肪肝会演变成肝癌吗

随着人民生活水平的提高,脂肪肝已成为继病毒性肝炎后的第二大肝病。正常人的肝组织中有少量的脂肪,重量为肝总重量的4% ～ 5%,但如果肝内脂肪堆积过多,超过肝总重量的10% ～ 15%,即可称为脂肪肝。

轻度脂肪肝多无临床症状,或仅有疲乏感,而多数脂肪肝患者较胖。脂肪肝患者多于体检时偶然发现。中度、重度脂肪肝有类似慢性肝炎的表现,可有食欲不振、疲倦乏力、恶心、呕吐、肝区或右上腹隐痛等。肝轻度肿大可有触痛,质地稍韧、边缘钝、表面光滑,少数患者可有脾大和肝掌。当肝内脂肪沉积过多时,可使肝被膜膨胀、肝韧带牵拉,而引起右上腹剧烈疼痛或压痛、发热、白细胞计数增多。

脂肪肝本身和肝癌的发生无直接关系,脂肪肝也并不是原发性肝癌的危险因素,但是如果患有脂肪肝,不重视任其发展,脂肪肝可能发展为脂肪性肝炎,进而发展为隐源性肝硬化,而肝硬化晚期严重的并发症即为原发性肝癌。因此,一旦发现患有脂肪肝,应积极面对,纠正不良的生活方式,加强运动,将疾病扼杀在萌芽之中,而对于症状较重者,必要时应辅以保肝、去脂及抗纤维化治疗。

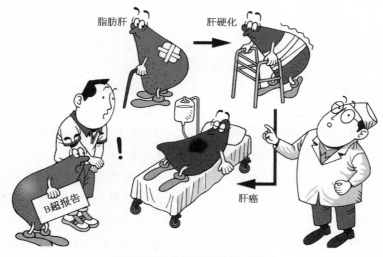

·脂肪肝任其发展可能会发生肝癌·

138. 肝硬化是不是肝癌的癌前病变

肝癌大部分都伴有肝硬化,肝硬化大多以炎性和纤维化为特征。从病因上看,肝硬化可作为肝癌的一个发病因素;而从诊断学上看,肝硬化可以作为肝癌的癌前病变。

既往的研究认为，肝硬化中的结节可能是肝癌整体致癌机制的第一步，接下来可以通过低度发育异常结节，到高度发育异常结节，然后进入早期的肝细胞癌。

肝硬化以乙肝肝硬化和酒精性肝硬化为主，前者为慢性乙肝迁延而来，后者主要由酗酒导致。酒精性肝硬化癌变的发病风险较低，但由于近些年乙肝疫苗的普及，未来我国肝癌的发病原因可能主要为酒精性肝硬化。因此，保持良好的生活习惯，积极预防肝硬化的发生是肝癌防治的重要步骤。

139. 甲胎蛋白与肝癌有什么关系

甲胎蛋白（AFP）是肝癌的重要生物标志物，广泛用于肝癌的早期筛查、诊断、鉴别诊断、疗效评价、预后复发等。在胎儿发育过程中，胎肝就是甲胎蛋白的主要合成场所。出生时，脐带血中甲胎蛋白的含量为 $10 \sim 100$ mg/L。正常情况下，出生 1 年后，血清中甲胎蛋白可降至正常水平。成年后，若出现肝细胞癌、胚胎源性肿瘤及个别的胃肠道肿瘤等病理状态，可重新合成胎儿时期的甲胎蛋白，妊娠期的妇女甲胎蛋白水平也可上升。

尽管甲胎蛋白阳性对于肝癌的诊断非常重要，但并不是甲胎蛋白阳性就是患了肝癌，甲胎蛋白也会出现假阳性。类似的疾病有急慢性肝炎、肝硬化、睾丸肿瘤、卵巢畸胎瘤、胃肠道肿瘤、妊娠期等。如果甲胎蛋白 > 20 µg/L 为阳性标准，急性肝炎的阳性率为 $31\% \sim 52\%$，慢性肝炎的阳性率为 $15\% \sim 58\%$，肝硬化的阳性率为 $11\% \sim 47\%$，胃癌的阳性率为 $1.3\% \sim 18\%$。所以，甲胎蛋白阳性未必都是患了肝癌。反之，也并不是所有肝癌的甲胎蛋白都升高，其中有 $30\% \sim 40\%$ 的肝癌患者甲胎蛋白是正常的。因此，甲胎蛋白正常也不能排除肝癌，需进一步行肝B超或是其他影像学鉴别诊断。

140. 警惕不明原因的牙龈及鼻出血

一些朋友常常在清晨刷牙、洗脸时发现自己的牙龈或是鼻出血，有时还会在咬过的食物上留下血迹，一旦出现这种情况，千万要引起重视。除血液系统疾病外，这种出血在肝炎患者中特别常见，一些重症肝炎患者的出血现象就更严重。这种现象的主要原因就是肝细胞损伤之后引起凝血功能障碍、血小板数量及功能异常。而恶性肿瘤患者也存在明显的凝血功能障碍。此时应尽快到正规医院进行凝血功能的检查。

临床上凝血功能检查一般为五项,简称凝血五项。

凝血五项

序号	检验项目	项 目	结 果	单 位	参考值
1	凝血酶原时间	PT	11.00	s	10 ~ 15
2	凝血酶原时间百分比	PT比值	97.20	%	70 ~ 150
3	凝血酶原时间比值	PTR	1.04		0.7 ~ 1.5
4	国际标准化比值	INR	1.04		0.7 ~ 1.5
5	部分凝血活酶时间	APTT	42.10 ↑	s	19 ~ 35

PT是反映外源性凝血因子功能的指标,APTT是反映内源性凝血因子功能的指标。凝血酶时间(TT)的测定值和异常率与肝功能损害程度呈正相关,是预测患者病情预后的敏感指标。纤维蛋白原(FIB)是由肝合成的一种糖蛋白,在凝血过程中具有重要的生理作用,它的含量降低反映肝硬化严重肝损害患者的蛋白质和生物酶合成下降。当肝细胞受损到一定程度时,各种蛋白质合成减低,使凝血因子合成减少。

在微小肝癌和小肝癌中,由于肿瘤只存在局部,加之肝代谢功能非常强,PT、APTT、TT并无明显变化,但有的患者会出现缩短,这和肿瘤细胞释放过多的组织样因子及癌性促凝物有关,因此血液呈高凝状态,也进一步说明早期肝癌患者机体凝血、纤溶系统均处在激活状态。而如果肝癌癌肿变大,PT、APTT、TT、INR、FIB就会明显延长。

当然,凝血功能的异常不仅仅代表肝出现问题,还有可能出现在凝血功能障碍性疾病、血管性血友病、维生素K缺乏症、弥散性血管内出血等疾病,需具体问题具体分析。

141. 哪些食物与肝癌预防有关

推荐食物一:豆制品。黄豆可以抑制亚硝胺的产生,而亚硝酸铵可以引起肝癌的生长,因而食用豆制品能有效预防和减少肝癌的发生率。但是注意要食用新鲜豆类，且摄入要适量。

推荐食物二：蘑菇、黑甘薯。蘑菇和黑甘薯中含有大量的硒元素，硒是人体必需的微量元素，可以提高人体的免疫力，因此补硒是人们预防肝癌、防治肝病的有效措施。黑甘薯和蘑菇中含有丰富的硒元素易被人体吸收，是肝癌、胃肠癌等强有力的抑制剂，所以我们日常生活中可适当多食用蘑菇和黑甘薯。

推荐食物三：奶制品。牛奶中含有钙和维生素D等元素，在肠道内能与致癌物质相结合，将有害物质清除，因而对肝癌有预防作用；酸奶含有乳酸菌，可抑制和杀灭肠道内的腐败菌，减少肠道内的有毒物质，抑制肝癌细胞的生长。因而，饮用奶制品对预防和控制肝癌都有非常重要的作用。

推荐食物四：红茶、绿茶。茶叶中的茶多酚能与致癌物结合，使其分解、降低致癌活性，抑制癌细胞的生长，红茶、绿茶均属抗癌饮品，适时适量饮用可起到预防肝癌的作用。

推荐食物五：适当的咖啡。咖啡中含有大量的抗氧化剂，能对抗氧化应激，防止致癌物的形成。但应根据自身状况，不宜大量饮用咖啡。

其他食物：紫玉米、野樱桃、桑葚和萝卜中含有花青素，可以抑制癌细胞，因而适量食用这类食物可有效预防肝癌的发生。

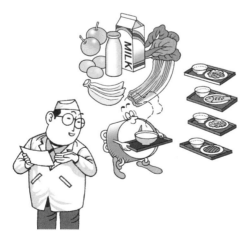

·吃对食物可预防肝癌·

142. 肝癌的预防要点

以下人群为肝癌的高危人群：① 有肝癌家族史的HBV携带者；② 乙肝

肝硬化患者、丙肝肝硬化患者；③ 常吃霉变食物和黄曲霉素污染的食物、饮用沟塘绿藻污染的水源者；④ 40岁以上携带HBV的亚洲男性，50岁以上携带HBV的亚洲女性；⑤ 原发性胆汁性肝硬化患者；⑥ 遗传性血色素沉着症所致的肝硬化患者；⑦ 吸烟、肥胖、糖尿病患者。

预防时要注意以下几点。

(1) 强化乙肝疫苗接种：包括成人和新生儿。

(2) 病毒性肝炎的积极治疗。

(3) 非甾体抗炎药物：美国国家癌症研究所 (NCI) 认为，小剂量阿司匹林不仅能预防结直肠癌，对于原发性肝癌也有预防作用。国际著名期刊《柳叶刀》曾发表文章认为，75 mg/d阿司匹林可预防原发性肝癌的发生。

(4) 防止黄曲霉素的污染，不吃霉变食物。

(5) 不酗酒，积极治疗脂肪肝。

(6) 禁止食用污染水。

(7) 保持规律的生活方式，避免熬夜、劳累过度。

食 管 癌

143. 食管癌的发生与哪些因素有关

食管是连接咽部和胃的重要消化器官，前有胸骨，后有脊柱，从门牙算起到贲门处全长有35 ～ 40 cm。食管有3个狭窄的地方：① 食管入口处；② 食管上1/3处；③ 在出口处，也就是和胃连接处，这三个地方是食物最常潴留的地方，也是食管癌最容易发生的地方。

(1) 烟和酒：是食管癌的主要危险因素，其中饮酒是食管鳞癌的危险因素。

(2) 亚硝胺：是非常强的化学致癌物。在食管癌高发区95%的胃液中存在有致癌性。它一般存在于霉变、腌制及过夜的食物中。

(3) 霉菌及真菌作用：食物中的镰孢真菌、黄曲霉菌等会产生毒素，有强致癌性。

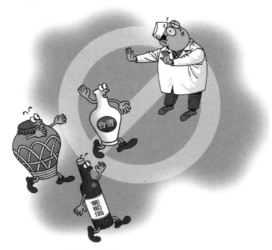

· 饮酒是食管癌主要的危险因素 ·

(4) 病毒：部分类型的食管癌被证实可能与HPV感染相关。

(5) 食管的局部炎症和损伤：各种原因引起的经久不愈的食管炎可能是食管炎的癌前病变。

(6) 某些营养和微量元素的缺乏：如蛋白质、维生素A、维生素C、维生素B_2 (核黄素) 的缺乏；微量元素硒、锌等缺乏 (若补充硒，每天应不大于200 mg)，可能使食管黏膜增生、间变，进一步发生癌变。

(7) 肥胖：目前认为可能是由于肥胖能增加腹内压力促进胃食管反流症及转变为Barrett食管。

(8) 遗传因素：人群的易患性与遗传和环境条件相关。

(9) 其他因素：不良的饮食习惯，如过烫、过快、过粗糙的饮食，容易导致食管的损伤，反复的损伤就容易导致黏膜损伤。

144. 食管癌的早期症状有哪些

要想早发现食管癌，必须先了解食管癌的早期症状。

(1) 食管异物感：也就是我们常说的吞咽时的哽咽感，有时轻有时重，可随着时间逐渐加重，有时伴有轻微的刺痛。这个症状的原因一般是食管病变处的黏膜充血、肿胀或是溃疡，进而导致食管黏膜下神经丛的刺激阈值降低。

(2) 吞咽时自感食物通过缓慢或是停滞感：吃东西时食物下行缓慢，有时会有停滞感，发生部位以食管中、上段较多，开始时症状较轻，逐渐加重，同时可能伴发嗳气、反酸等其他消化道症状。这可能是由于食管病变处黏膜充血、肿胀而使食管黏膜下神经丛的刺激阈值降低。

(3) 胸骨下或是剑突下疼痛：疼痛主要为烧灼感、针刺样或牵拉摩擦感。初始时症状较轻，以间断出现为主，每次持续时间短，药物可缓解，但之后症状逐渐加重，反复发作，持续时间延长。

(4) 咽部干燥和紧张感：可能是由于食管病变引起咽-食管括约肌收缩而产生的一种异常感觉。

总体来说，食管癌早期症状并不明显，只有当食管黏膜发生病变，其病灶侵犯了2/3食管时才会出现吞咽困难。而这个时候已属于食管癌晚期，预后和治疗效果都不佳。因此，要重视食管癌的早期表现，只有早发现、早诊断、早治疗才能获得好的预后。对于食管癌高危人群，应在40岁后定期排查。

145. "烫"出来的食管癌

火锅、麻辣烫……是很多人的最爱，尤其是在寒冷的冬天，屋外风雪交加，屋内一家人围坐在饭桌旁，吃火锅，其乐融融。然而，根据流行病学的调查，喜食烫食会增加食管癌的发病概率。

为什么喜食烫食会增加食管癌的发病概率呢？因为过热的饮食，容易烫伤食管黏膜上皮，使其发生溃疡、灼伤。一般情况下，这些灼伤的黏膜表层会及时脱落，基底细胞进行自我修复，但是如果这种损伤经常发生，食管黏膜就会不断受到刺激，并且进行反复的增生。长此以往，增生的细胞速度就会异常加快而发生变异，进而导致癌变。

那么人体食管一般耐受的温度是多少呢？人体在37℃左右的时候，口腔和食管的温度多在36.5～37.2℃，此时最适宜的进食温度在10～40℃，一般耐受的温度最高为60℃。当我们觉得食物过热的时候，一般温度多在70℃左右。经常吃热食的人，在这种情况下并不觉得烫，反而会追求更高的温度。当食物达到75℃时，就会不知不觉损伤到食管，食管在损伤的过程中黏膜不断增生加厚，使得其对热刺激的反应越来越不灵敏，于是就越来越不怕热，越不怕热就越敢吃烫的东西。

因此，当吃东西的时候，如果觉得烫，千万不要急着往下咽，食管黏膜那么娇嫩承受不起，可以先在嘴里含一会，细细咀嚼，再慢慢往下咽。

146. 哪些食管疾病与食管癌相关

（1）贲门失弛缓症：是指食管运动功能紊乱，吞咽时食管体部缺乏正常的蠕动和食管下括约肌松弛障碍。其发病率为0.5/10万～1/10万，最常见于20～39岁。其临床表现与食管癌非常相似，均为吞咽困难、食物反流、胸骨后疼痛、夜间呛咳及体重减轻。

贲门失弛缓症的2%～7%可合并食管癌，尤其是病程超过10年、食管扩张明显、食物潴留严重者。合并食管癌的原因主要是食物潴留导致的慢性炎症。可以通过消化内镜活检或是细胞学检查鉴别诊断。

（2）Barrett食管：简称BE，英国人Barrett首先报道了食管下段的鳞状上皮被柱状上皮覆盖，中文翻译为巴雷特食管。目前认为，其可能与反流性食管炎相关，并有发生腺癌的可能。其症状主要是胃食管反流及并发症所引起的，如胸骨后烧灼感、胸痛及反胃。Barrett食管可发生严重的并发症，良性并发症包括反流性食管炎、食管狭窄、溃疡、穿孔、出血和吸入性肺炎等，是食管癌的癌前病变。一般认为，Barrett食管发生腺癌的危险性与其病灶的大小有关，2 cm以上的Barrett黏膜癌变的发生率较对照人群高30～40倍。胃食管反流是Barrett食管的主要原因，有10%～20%的胃食管反流患者发生Barrett食管。同时其他原因引起的活动性食管炎也可导致Barrett食管。Barrett食管黏膜上皮癌变的机制尚不清楚，但已证明在这些上皮中已有分子遗传学的改变，包括p53基因的突变和过度表达。因此，若患有Barrett食管，要加强随访，防止进一步的癌变。

147. 进食存在哽咽感要重视

进食哽噎感，通俗一点讲，就是吃东西往下咽的时候不顺当，总觉得有东西堵在嗓子眼（喉部），等喝点水或是用力往下咽后，这种感觉就自行消失了。这种情况常见于吃的东西太干或是食管功能减弱，有时情绪不好也会导致进食哽咽，但是如果这种症状反复出现，且发生的频率和哽咽感的程度越来越重，就要引起重视，及时到医院进行筛查。

在食管癌的早期，病变位置往往局限在小范围的食管黏膜损伤，像溃疡、充血、糜烂等，食物经过这个地方的时候就会有吞咽不畅的感觉。如果这种病变不及早发现，其进一步发展可成为一个占位性的病变，就会出现进食哽咽感。而当这个占位性的病变继续增大，堵塞了食管管腔，就会引起逐渐加重的吞咽困难，我们称之为进行性的吞咽困难。这种症状没有任何诱因，也不会轻易好转，它会反复发作。它是90%的食管癌的典型表现。因此，当出现进食哽咽及吞咽困难时，应及时到医院进行食管钡餐或是胃镜检查。

148. 胸骨痛，要警惕食管癌

临床上有很多食管癌患者在叙述病史时常诉说在疾病确诊之前偶尔出现胸骨后疼痛的现象。在日常生活中，如果在吞咽后出现胸骨后疼痛的症状，要及时到医院就诊。因为50%的食管癌患者有程度不一的胸骨后疼痛表现，尤其在吞咽时，胸骨后会有固定部位的疼痛，待吞咽结束，这种症状会逐渐消失。

这种疼痛的程度与吞咽的食物性质相关，如果食物较大，较粗糙，或是过热，具有刺激性，疼痛的程度会加重。但有些患者的疼痛表现并不敏感，只是表现为胸骨后的闷胀不适感或是劳累时加重。

149. 食管癌的预防要点

(1) 了解食管癌的高危人群

1) 有消化系统症状者，如食管、胃内隐血阳性者。

2) 人乳头瘤病毒 (HPV) 感染，有食管癌、胃癌家族史。

3) 以前初筛普查时发现食管黏膜上皮重度增长，或食管炎患者。

4) 原因不明的食管或胃内隐血试验阳性者。

5) 抽烟、抽烟加饮酒，长期大量食用发酵霉变酸菜、霉变食物，缺乏维生素C、B族维生素、胡萝卜素等的人群。

6) 慢性食管炎伴有不典型增生 (特别是重度不典型增生) 者、反流性食管炎、Barrett食管者。

(2) 预防时需要注意要点

1) 饮食上避免长期吃果糖、过粗糙的食物。吃饭时要细嚼慢咽，不要过快进食。

2) 减少重口味等不健康的食物摄入，咸菜、咸肉等含有亚硝酸盐等致癌食物应少吃。

3) 不吃存放过久的食物，如发霉的米、面、花生等含有黄曲霉素等致癌物的食物。

4) 日常饮食以清淡为主，应规律进食，多吃富含纤维素的食物，如芹菜、韭菜等。

5) 不吸烟，不饮烈性酒，少吃煎炸、烧烤食物。

胰腺与胆道系统肿瘤

150. 胰腺的位置和形态功能

胰腺的位置比较特殊，因为它不像肝等脏器可以从体表触及，它躲在上腹部的中央（脐以上），前面被胃和肠道遮掩，所以一般情况下我们无法触及。胰腺分为头颈、体、尾四个部分，在整个胰腺中还藏有一个贯穿头尾的管叫胰管，每天胰管收集胰腺产生的所有胰液通过胰头处开口将胰液送进胆囊管，再通过胆囊管排泄入十二指肠中。

那么胰液究竟有何作用呢？胰液中含有丰富的消化酶，这些酶参与了食物的消化过程。它们可以把米、面中的淀粉分解成葡萄糖，把肉类中的蛋白质分解为氨基酸，把油脂分解成脂肪酸，进而服务于人体的各个器官，使我们能保持清醒的头脑、强壮的体质。千万别小看了这个小小的胰腺，它在我们身体内就像"三峡水电站"，能将水能源源不断地转化为电能，使我们能享受大自然所赋予的各种资源。

所以，我们要好好保护这个默默无闻的胰腺，没有它，我们就无法维持正常的生理功能。

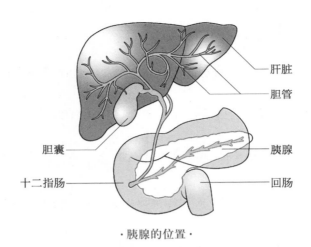

· 胰腺的位置 ·

151. 胰腺癌的致病因素有哪些

(1) 吸烟：在众多的环境致病因素之中，吸烟是唯一明确的与其相关的独立因素。在既往的研究中显示，吸烟者较不吸烟者发生胰腺癌的风险增加约70%，且风险程度与吸烟量呈正相关，戒烟10年者发生胰腺癌的风险较从未吸烟人群仍高。而关于被动吸烟与胰腺癌发病之间联系的研究较少。从目前有限的数据看，被动吸烟似乎与胰腺癌发病没有显著关系。

(2) 肥胖：是胰腺癌的危险因素之一，中度肥胖者在5年内患胰腺癌的危险比体重正常的成人要高45%，过度肥胖的女性患此病的危险更高。BMI指数升高提示胰腺癌的风险增高。因此坚持运动，避免超重和肥胖可预防胰腺癌。

152. 牙周炎会引起胰腺癌吗

牙周炎是由局部因素引起的牙周支持组织的慢性炎症。可是，牙周炎与胰腺癌距离这么远，会有什么联系呢？美国布朗大学的一项研究表明，牙周炎病原菌之一的牙龈卟啉单胞菌抗体多的人（每毫升血液中不到200 ng）的人与抗体少的人（每毫升血液中不到200 ng）相比，患胰腺癌的风险高2.4倍。而早在2008年，国际著名期刊《柳叶刀》上的一项研究指出，与牙齿、牙

小贴士

牙周炎的预防

注意养成良好的口腔卫生习惯：掌握正确的刷牙方法；每天饭后记得刷牙；使用牙线而不是牙签；定期进行口腔洁牙；对牙龈进行按摩；每天清晨叩齿数十次。一旦发现有牙周病，请到专科医师处就诊。

周健康的男性相比较，患有牙周炎和牙齿缺损的男性得胰腺癌的概率高达54%。

153. 只有糖尿病才"三多一少"吗

胰腺是人体一个非常重要的器官，它同时具备外分泌和内分泌的功能，参与人体的营养和代谢过程。其中，外分泌腺分泌胰液，胰液中含有丰富的消化酶，这些酶参与了食物的消化过程；而内分泌细胞称为胰岛细胞，胰岛细胞包含有三种细胞成分，分别为A细胞、B细胞和D细胞，我们人体所必需的胰岛素就是由其中的B细胞所分泌的。所以一旦胰腺出了问题，可能导致继发性的糖尿病，出现多饮、多食、多尿、体重减轻等一些糖尿病的典型表现。

因此，如果没有任何糖尿病家族史，却又在近期出现高血糖或是典型的"三多一少"，同时伴有体重下降，应警惕胰腺疾病的可能性。

小贴士

预防糖尿病的方法

1. 饮食控制＋体育锻炼：管住嘴，迈开腿，使体重保持在正常范围，避免肥胖所导致的胰岛素抵抗和代谢综合征。

2. 定期体检。

3. 保持良好心态，避免内分泌功能紊乱与失调。

154. 肚子痛别老当"老胃病"

我们常会在影视剧中看到这样的场景：一正在忘我工作的人突然眉一皱，嘴一咧，旁边有朋友关切地问"您怎么了"。患者摆摆手说："没事，没事，老胃病了。"于是忍忍便过去了。作为一名医生，我特别不赞成在身体出现预警状况的时候用"忍"字来解决。同理，这肚子也不会无缘无故的痛起来。身体一旦出现疼痛，肯定是有原因的。腹腔是人体最大的一个空间，当出现肚子痛时，首先一定要搞清楚是腹部的哪个部位疼痛，接着要确定疼痛的性质，到底是闷痛、绞痛还是痉挛痛？如果自己判断不了，一定要及时就诊，请专业人士帮助查明原因，使疾病扼杀在萌芽之中。

对于胰腺癌而言，有65%～80%的首发症状为中腹部疼痛。而且疼痛的强度与体位的变化相关。当平躺时疼痛加剧，坐位、蹲下或蜷缩时疼痛可缓解。疼痛一般在饭后1～2小时加重，少吃或不吃时会减轻，所以经常给人造成"老胃病"的错觉。

因此，当出现中上腹闷胀不适、部位深、范围广，经过2周以上正规治疗仍然进行性加重时，请一定不要掉以轻心，应及时到正规医院就诊，以免错过最佳治疗时期。

155. 胰腺疾病也会出现黄疸

相信大部分人都知道一个人若眼睛、皮肤和尿液都变黄了叫黄疸，民间还有人管这种状态叫"小金人儿"。一旦成了"小金人儿"大家肯定条件反射地想到这个人肝不好。为什么呢？

正常的胆汁是黄绿色的，由肝生产通过胆道进入肠道，在肠道中与粪便混合变为黄色。而肝受损的患者，肝产生的胆汁排不出去，只能渗透到血液中，血液中的胆汁与皮肤和眼睛中的一种蛋白质结合就变成了黄色。由此诞生了一位"小金人儿"。

其实不仅仅是肝疾病会导致黄疸，胰腺疾病的患者也会发生黄疸。前面我们知道胰液由胰腺的开口进入胆囊，再由胆囊进入肠道。可是如果胰腺出现肿块后，会将胆道与胰腺的开口堵住，胆汁就无法进入肠道，反流进血液，导致黄疸。这个时候肠道中由于没有胆汁，粪便的颜色就变成灰白色，和陶土的颜色一样。所以,当出现黄疸,同时伴随有尿黄、陶土色粪便时,要考虑胰头疾病的可能。

156. 老拉肚子会是胰腺疾病引起的吗

腹泻是指排便次数的增加,一般每天达3次以上,粪便一般呈水样,有时还含有不消化的食物、黏液及脓血等。腹泻一般由3种原因导致。

(1) 感染因素:包括肠道内感染和肠道外感染,前者以细菌和病毒为主。后者则继发于上呼吸道感染、中耳炎、肺炎等,常有明确的病灶。

(2) 饮食不当:吃得太冷、太少、太多等。

(3) 受凉、过热、情绪紧张、过度疲劳等,使消化酶的分泌减少或肠蠕动的增加,引起腹泻。

脂肪性腹泻是一种消化不良腹泻,如果胰腺出现问题,胰液分泌减少、排泄受阻可造成脂肪消化吸收不良,容易导致脂肪性腹泻。一般不会合并有发热等症状。因此,如果长期腹泻不止,最好到医院进行粪便常规检查,通过粪便常规检查可以明确粪便的性状、颜色、有无黏液、血液、有无脂肪滴等信息来判断疾病的性质。

157. 慢性胰腺炎是否可导致胰腺癌

慢性胰腺炎是胰腺组织和功能不可逆改变的慢性炎症性疾病。基本病理特征包括胰腺实质慢性炎症损害和间质纤维化、胰腺实质钙化、胰管扩张及胰管结石等改变。临床主要表现为反复发作的上腹部疼痛和胰腺内、外分泌功能不全。患有慢性胰腺炎的人群发生胰腺癌的概率较普通人群增高,也就是说,慢性胰腺炎的患者具有潜在发展为胰腺癌的危险。

158. 胆囊癌的致病原因

胆囊位于肝脏下面,形似一个倒挂的囊袋。正常胆囊长8～12 cm,宽3～5 cm,容量为30～60 ml。胆囊癌是发生于胆囊的实质性癌,是胆道系统最常见的恶性肿瘤。胆囊癌好发于中老年病人,男女比例为1:3,多发生于胆囊底部，黏膜无明显肿块，与慢性胆囊炎、瘢痕组织不易区别，有时呈宽基底息肉状。

胆囊癌病因至今尚不清楚，但至少与以下几种因素有关：① 细菌感染；② 胆囊炎、胆石症；③ 胆囊息肉；④ 嗜油腻饮食；⑤ 化学物质的致癌作用；⑥ 可能与HBV、HCV、肝硬化有关。

159. 如何鉴别胆囊息肉和胆囊癌

胆囊息肉又称胆囊息肉样病变，指突入胆囊腔的局限性肿块。胆囊息肉并不是一种单一的疾病，而是包括一组突出于胆囊腔的病变，又称胆囊隆起性病变。胆囊息肉与早期胆囊癌在临床上无明显的症状和体征，多数在进行B超检查时才可发现。

胆囊息肉与早期胆囊癌有许多相似的地方，如食欲不振、恶心、呕吐、厌油腻等，也会有右上腹的不适、隐痛或胀痛。不同处在于：中晚期的胆囊癌可有黄疸、右上腹包块及恶病质；而胆囊息肉则多无黄疸、右上腹包块，不发生恶病质。

160. 不吃早饭真的会导致胆囊疾病吗

我们一天有三顿饭，其中，早饭是最重要的。如果长时间不吃早饭，容易诱发胆囊结石。胆囊结石的发病因素有许多种，但是不吃早饭及早饭吃什么是其重要形成因素之一。

胆囊分泌胆汁，像生物钟一样，是有规律的。一般情况下，人在早晨空腹时，体内胆汁中胆固醇的饱和度较高，胆囊收缩、胆汁的排泄，需要进食的刺激来完成。吃早餐有利于胆囊中胆汁的排出；反之，胆囊分泌的胆汁就只能留存在胆囊里。长此以往，就可能造成胆汁淤积，容易使胆汁中的胆固醇析出而产生结石。

胆囊疾病最可怕的地方在于它发生的滞后性和隐蔽性。胆囊疾病的形成是一个慢性过程，并不是一个人今天不吃早饭了，明天就会得胆囊结石，这中间可能会有几年甚至十几年的间隔期，可一旦发现，往往已经形成较大的结石，只能切除。

常有这样的现象，有些人平时吃得很素，人也很瘦，经常不吃早饭，最后得了胆囊炎；而有些肥胖者，每天早饭吃得很多、很丰盛，却没有患胆囊疾病，这可能就是吃早饭与不吃早饭的差别。

161. 胰腺癌和胆囊癌的高危人群

(1) 易患胰腺癌的人群

1) 慢性胰腺炎：尤其是慢性家族性胰腺炎和慢性钙化性胰腺炎。

2) 糖尿病：尤其是短期内出现的、不典型性、短时间形成的胰岛素抵抗型糖尿病。

3) 无法解释的上腹部或是腰背部疼痛，或消化不良、腹泻症状，消化道内镜检查无异样。

4) 肿瘤家族史：特别是胰腺癌家族史。

5) 家族性恶性黑色素瘤及其他遗传性肿瘤家族史者。

6) 50岁以上，长期吸烟和酗酒、高蛋白质、高脂肪饮食习惯者；肥胖、缺乏运动。

7) 胰腺良性肿瘤 (导管内乳头状黏液瘤、胰腺囊肿等)。

针对以上具有危险因素的人群，应尽早开展早期筛查，以免耽误治疗。

(2) 胆囊癌的高危人群

1) 胆囊或胆管癌家族史。

2) 高脂肪饮食者；嗜食腌制品，尤其是腐乳。

3) 糖尿病、肥胖、胆道慢性炎症、息肉、胆囊或胆管结石者。

4) 伤寒沙门菌属感染、幽门螺杆菌感染、肝吸虫病、原发性硬化性胆管炎、家族性结肠息肉病等。

5) 先天性胆道异常，包括胆总管囊肿、先天性肝内胆管扩张、先天性肝肾多发囊肿、胰胆管连接异常。

小贴士

磁性胆囊又称瓷性胆囊，是指胆囊壁因钙化而形成质硬的胆囊。其胆囊已经失去正常的生理功能。

6) 磁性胆囊、胆管空肠吻合术后。

7) 职业或是生活化学致癌物密切接触者。

162. 胰腺癌的预防要点

胰腺癌的预防要点如下。

(1) 保持良好的体态，积极参加体育运动。控制肉类等动物性食物和油脂的摄入。避免超重和肥胖。肥胖会增加胰腺癌发病风险。

(2) 饮食清淡，多吃富含叶酸的食物。尽量不吃烧焦和烤煳的食品，少吃高脂肪、多油、多盐的食物。

(3) 多吃新鲜蔬果和粗粮：每天食用至少5份以上的水果和蔬菜。

(4) 戒烟，戒酒。

(5) 适度饮茶。

(6) 减少糖类的摄入。

鼻 咽 癌

163. 鼻咽癌简介

鼻咽癌是一种起源于鼻咽部黏膜上皮的恶性肿瘤，主要发生在鼻咽腔顶部和侧壁，其中鼻咽腔两侧的咽隐窝上部发生率最高。目前认为，该病的发生主要与EB病毒感染、遗传易患性和环境等因素有关。

鼻咽癌可从鼻咽腔的黏膜向前、后、上、下、左、右生长，破坏鼻咽周围的组织和结构。向前生长可堵塞鼻口，导致鼻塞、回涕带血等，向两侧侵犯，早期压迫咽鼓管可导致耳鸣、听力下降。到了晚期，肿瘤越长越大，可导致张口困难，向上可以破坏颅底或是通过颅底孔道进入颅内，压迫和破坏相关的结构，导致头痛、脸麻、视物模糊或视力减退，甚至出现复视、眼球固定等症状。如果向后生长可侵犯椎体，向下可侵犯口咽部，出现如头痛、颈部疼痛、声音嘶哑、吞咽困难等症状。

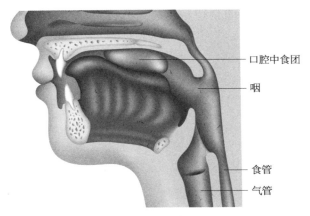

·鼻咽的解剖部位·

口腔中食团
咽
食管
气管

164. 鼻咽癌发病的主要地区和人群分布

世界上大部分国家和地区都有鼻咽癌的发生,但是鼻咽癌的发病有着非常明显的地理分布特点。绝大多数鼻咽癌病例集中在亚洲的东南部,包括我国东南部(广东、广西、福建、湖南、江西,以及香港、澳门、台湾地区),还有东南亚的大部分国家。鼻咽癌多见于黄种人,而在其他国家和地区鼻咽癌的发病率和死亡率明显降低,有的国家和地区发病非常罕见,高加索人(白种人)发病率最低。在黄种人的头颈部恶性肿瘤中,鼻咽癌发病率最高。其中,我国鼻咽癌患者的人数占全世界鼻咽癌总数的80%,而广东省鼻咽癌的发病率占全部恶性肿瘤患者的32%。由此可见,鼻咽癌具有一定的种族易患性。

165. 鼻咽癌有哪些"蛛丝马迹"

(1) 鼻塞:初始时表现为单侧鼻塞,肿瘤一旦增大,可能出现双侧鼻塞。

(2) 涕中带血或是回吸性血涕

1) 涕中带血:指的是擤出的鼻涕中带有血丝或是血块,血丝或血块的颜色可为鲜红色,也可为暗黑色。鼻涕可为清涕,也可为脓涕。出现这种情况最常见的原因为鼻窦炎或是鼻腔本身的损伤,以及凝血功能的异常,但多数的鼻咽癌患者是以涕中带血进行初诊的。

2) 回吸性血涕：指的是感觉鼻的后方有鼻涕，用力回吸后，鼻涕会从嘴里吐出，吐出的鼻涕中带有血丝或是血块，颜色可为鲜红色，也可为暗黑色。与涕中带血的区别在于，回吸性涕血虽也可见于鼻窦炎，但更多见于鼻咽癌，尤其是清晨起床时出现的回吸性涕血。通常是清涕中见血，不一定每天都有，早期可能几周1次，或是几个月1次，之后的频率逐渐增加。

(3) 耳鸣、听力减退：当身体劳累或是工作压力大时，常会出现一过性的耳鸣或是听力下降。可是如果这种症状长期存在，千万不要掉以轻心，要及时到医院检查鼻咽部是否出了问题。

(4) 头痛并伴有面部神经麻木或是复视：每个人都头痛过，感冒会头痛，睡眠不好会头痛，压力大了神经衰弱也会头痛，等等。如果是一过性的头痛，可以观察，但是如果持续性头痛又伴有面部神经的麻痹或是复视，就要引起重视。鼻咽癌早期也会出现头痛，部位多为单侧颞顶部或枕部的持续性疼痛。

(5) 无痛性颈部淋巴结肿大（脖子上有包块）：鼻咽癌极易引起颈部淋巴结的转移。当发生颈部淋巴结转移时，淋巴结是无痛的，但摸上去质地较硬，在早期的时候可以活动，晚期与皮肤或者深层组织粘连而固定。

166. 鼻咽癌的鼻塞与普通鼻塞有何不同

鼻塞，大部分人都有过，通常会认为是感冒。但是并不是所有的鼻塞都是感冒，有的可能是鼻咽癌的早期征兆。那么鼻咽癌的鼻塞有什么与众不同的特点呢？

鼻咽癌引起的鼻塞主要是因为鼻咽部的占位性病变，位于鼻咽顶部、侧壁的肿瘤逐渐增大堵塞或者入侵后鼻孔和鼻腔所引起。

(1) 鼻咽癌常无明显的诱因，但也有可能是由于感冒引起，但是感冒好了以后鼻塞症状没有好转反而逐渐加重。

(2) 一开始时表现为单侧鼻塞，且部位固定，后来因为肿瘤增大，发展为双侧鼻塞。

(3) 鼻塞前或同时常伴有回吸性血涕或是涕中带血。

(4) 鼻塞不会因为体位的改变而改变。

167. 鼻咽癌引起的耳鸣有什么特点

人的听力系统主要由外耳 (耳和外耳道) 和内耳 (中耳和内耳) 以及神经传导结构构成,鼓膜是两者的分界线。声音信号经过外耳道,通过鼓膜,由中耳内的结构放大,传到内耳转换成神经信号再由神经传入大脑,产生听觉,即为听觉通路。在这条通路上,咽鼓管是连接中耳和鼻咽的一个调节机构,咽鼓管通畅时,外耳和中耳的压力一致,声音就能被很好地听见。反之,如果压力不一致,就会影响听力,出现听力下降、耳鸣或是耳闷。鼻咽癌出现此类症状的机制便是肿瘤把咽鼓管在鼻咽腔的开口不同程度地堵住了,甚至出现咽鼓管积液或是完全堵塞,导致中耳和鼻咽连接不通,中耳和外耳的压力不一样。鼻咽癌耳鸣的特点如下。

(1) 以耳闷为主的耳鸣:这主要是由咽鼓管的病变导致,因为两侧的压力不一样了。如果只有耳鸣而无耳闷,鼻咽癌的发生概率就比较小。

(2) 单侧的耳鸣、耳闷,而不是双侧,但随着病情的进展才会出现双侧耳鸣、耳闷。

(3) 无明显诱因的反复中耳积液,即使进行抽吸治疗后,短期内又再次出现。

(4) 伴有鼓膜穿孔和耳道溢液。

168. EB 病毒和鼻咽癌的关系

EB 病毒是一种普遍存在的人类疱疹病毒。在常见的感冒病毒中就含有 EB 病毒,不夸张地说,人群中的 80% 都曾感染过 EB 病毒。EB 病毒分为 1 型和 2 型。1 型 EB 病毒感染主要见于西方国家。而我国的 EB 病毒多见于 *LMP*1 缺失遗传变异型,这也可能是我国鼻咽癌高发的因素之一。既往的研究证实,绝大多数鼻咽癌患者的病变组织中出现过 EB 病毒感染。

EB 病毒的检测指标主要包括:① EB 病毒抗体 (VCA–IgA、EA–IgA),如果这两样抗体呈阳性,证明感染或是曾经感染过 EB 病毒;② EB 病毒 DNA,代表 EB 病毒复制是否活跃。

目前,初步的研究结果证实 EB 病毒感染可能是鼻咽癌的致病因素,出现 EB 病毒感染不一定意味着会患鼻咽癌,但比无 EB 病毒感染的人更容易患鼻咽癌。

169. 鼻咽癌的发生与饮食因素有关吗

在鼻咽癌高发区的人群饮食中，咸鱼、熏蒸食品、腌肉、腌菜等食物的占比非常大，而这些食品中致癌物亚硝酸盐含量非常高，在烹饪的过程中这些高浓度的亚硝胺及多种化合物，通过蒸汽分布到人鼻咽黏膜上，逐渐诱发了鼻咽上皮细胞的恶性转化。既往的流行病学也证实，如果存在恶性肿瘤家族史，尤其是鼻咽癌家族史，每月吃咸鱼等腌制食品 3 次以上连续半年，或是有烧柴火 10 年以上者，鼻咽癌的患病风险较普通人群高。

另外，饮食中维生素 A 的缺乏也可能促进鼻咽黏膜鳞状上皮化生，易于癌变。还有一些流行病学研究认为，酒精和槟榔也可促进鼻咽癌的发生。

170. 鼻咽癌会遗传吗

鼻咽癌有明显的种族和家族发病聚集倾向。有数据表明，移居国外的华裔，尤其是中国南方人的后代，仍然保持着高的鼻咽癌发病率。同时，鼻咽癌患者中的 10% ~ 20% 有家族肿瘤史，其中家族肿瘤中 50% ~ 70% 以上为鼻咽癌，血缘关系上近亲显著高于远亲，一级亲属同患鼻咽癌者占 60% 以上，尤以兄弟姐妹同患鼻咽癌的比例最高。这些数据告诉我们，有鼻咽癌家族史者，其近亲患鼻咽癌的危险性明显高于无癌家族史。虽然鼻咽癌有一定的家族聚集现象，但也不是有鼻咽癌家族史的亲属或者后代就一定会患癌症。所以即使您的家族有过鼻咽癌病史也不用太紧张，适当注意即可。

171. 鼻咽癌的癌前病变有哪些

鼻咽癌具有一个相当长的癌前阶段，表现为癌前状态和癌前病变。其中 EB 病毒的抗原抗体反应出现早于病理确诊 4 ~ 46 个月，认为处于其癌前状态或是癌前病变。

(1) 癌前状态 (凡具有下列条件之一者，为鼻咽癌的癌前状态)

1) EB 病毒 VCA/IgA > 1 : 80。

2) EB 病毒 EDA6 ≥ 60%。

3) EB 病毒 VCG/IgA (≥ 1.5)、EA/IgA (> 1 : 5)、EDAb (≥ 30%)，三项中

任何两项或三项阳性。

4) EB病毒VCA/IgA、EA/IgA、EDAb三项中任何单项次序高滴度或滴度持续升高等,应立即行鼻咽镜检查和活检。

(2) 癌前病变:鼻咽癌癌前病变为鼻咽黏膜上皮的中度及中度以上的异型性病变,即异形上皮占据上皮全层的2/3以上,这种细胞病变的历程一般为15～20年。同时,高度鳞状上皮化生伴有P53蛋白积聚,异型细胞表达Bcl–2或是EB病毒阳性也属于癌前病变。

172. 鼻咽癌的高危人群

(1) 生活在鼻咽癌高发区:如广东、广西、福建、湖南、江西等地,有鼻咽癌家族史或是其他恶性肿瘤家族史。

(2) EB病毒(疱疹病毒)携带人群:EB病毒感染已被证实为鼻咽肿瘤的高危因素,也是被确诊为鼻咽癌的主要指征。

(3) 长期抽烟喝酒的人群:是鼻咽癌的主要两大外部诱发因素。

(4) 长期在不良饮食习惯中的人群:常吃腌制食品会增加2～7倍的鼻咽肿瘤发病率,因为腌制食品中的硝酸盐可被微生物还原成亚硝酸盐,当亚硝酸盐在人体内遇到胺类物质时,就会生成亚硝胺,进而促进鼻咽癌的发生。

(5) 长期居住在受污染的环境:如室内甲醛、长期接触油烟、从事厨师工作的人群。据研究发现,油烟很容易使苯并芘产生,苯并芘又是一种高活性的致癌物,因为长期接触油烟的人就会比一般的人患上鼻咽癌的概率要大很多。

(6) 存在鼻咽癌癌前状态及癌前病变的人群。

173. 鼻咽癌的预防要点

(1) 尽量避免有害烟雾吸入,如煤油灯气、杀虫气雾剂等,并积极戒烟、戒酒。

(2) 发现不明原因的鼻塞、鼻出血、偏头痛,以及发现咽部不明肿块时,要及时到医。

(3) 食用新鲜水果和蔬菜。

(4) 注意气候变化,预防感冒,保持鼻及咽喉部卫生,避免病毒感染。

前 列 腺 癌

174. 前列腺的结构

前列腺是男性专属性腺器官,具有内分泌、外分泌双重功能的腺体。作为外分泌腺,前列腺每天分泌约2 ml前列腺液,是构成精液主要成分;作为内分泌腺,前列腺分泌的激素称为前列腺素。前列腺素对人体的生理活动,如内分泌、生殖、消化、血液、呼吸、心血管、泌尿及神经系统均有作用。

前列腺位于盆腔的深处,紧靠在膀胱下面,包绕着后尿道,从体表无法触摸到,但由于前列腺和直肠很近,所以使用直肠指诊法检查是可以触及的。

前列腺在男性青春期时可以发育到20 g,年龄到50岁之后,不少人的前列腺又会继续增大,也就是我们生活中常说的前列腺增生。另外,前列腺除了我们刚刚说的分泌精液和前列腺素两大功能,还具有控制排尿功能和运输精液的功能。因而在人体内发挥了重要作用。

175. 前列腺癌——中老年男性的头号杀手

前列腺癌常见于中老年男性,是中老年男性的头号杀手,一般发生在前列腺的上皮性恶性肿瘤。病理类型包括腺癌(腺泡腺癌)、导管腺癌、尿路上皮癌、鳞状细胞癌、腺鳞癌。其中前列腺腺癌占95%以上,因此通常我们所说的前列腺癌就是指前列腺腺癌。截止到2016年1月,美国前列腺癌的发病率居于所有男性非皮肤类恶性肿瘤的首位,死亡率居所有男性恶性肿瘤的第二位。在我国,前列腺癌发病率虽然低于美国,但近20年,尤其在大城市,其发病率骤增达10倍之多。

因此,如何预防前列腺癌并能早期发现前列腺癌是近年来我们迫切需要做的事情。

176. 前列腺癌的致病因素有哪些

对于前列腺癌的确切病因目前尚不完全清楚，但是有相当多的证据显示，遗传与环境等因素在其中起到重要的作用。现总结如下。

(1) 绝对危险因素

1) 年龄：是最重要的单一危险因素。从流行病学结果上看，50 岁以前的前列腺癌是非常罕见的，50 岁之后发病率迅速上升，并且随着年龄的增长而快速增高。在前列腺癌患病人群中，多达 70% 的患者确诊年龄在 65 岁以上。前列腺的死亡率也与年龄相关，随年龄升高而升高。所有死于前列腺癌的患者超过 80% 发生在 70 岁以上的男性。

2) 家族史：家族和遗传因素是前列腺癌最重要的危险因素。与前列腺癌患者具有一级亲缘关系的男性发生前列腺癌的风险升高，部分前列腺癌甚至有明显的家族聚集现象。如果家庭中父亲或兄弟患有前列腺癌，其本人罹患前列腺癌的风险会增高 2 ～ 3 倍。2 个或者 2 个以上直系亲属患前列腺癌，其本人患癌风险会增高 5 ～ 11 倍。兄弟之间患癌风险高于父亲对儿子的影响。同卵双生的兄弟同患前列腺癌的风险明显高于异卵双生的兄弟。有过前列腺癌家族史的患者比无家族史患者的确诊年龄早 6 ～ 7 年。低年龄发病者（小于 55 岁）的前列腺癌具有更强的家族聚集性。另外，前列腺细胞 DNA 的改变也导致前列腺的癌变。这些 DNA 异常的 5% ～ 15% 是由父亲遗传所得，剩下的可能是由外界刺激等其他因素所导致。目前，与前列腺癌增加风险相关的特征最明确的基因为：遗传性前列腺癌基因 1 (HPC1)。

3) 激素水平的失衡：主要包括睾酮及雌激素。睾酮就是雄激素，与前列腺癌的发生有着重要作用。长时间缺乏雄激素似乎可以防止前列腺癌的发生。

雌激素对前列腺癌的影响恰恰相反，它可能通过抑制前列腺上皮的生长来抑制前列腺癌的发生。

4) 炎症：慢性炎症可能引起细胞的过度增殖，并能破坏细胞的 DNA，导致前列腺细胞的癌变，并促进前列腺癌的发展。

(2) 相对危险因素

1) 饮食：动物脂肪摄入较多的男性是前列腺癌的易发人群。前列腺癌病死率与总脂肪摄入量有关。而平时饮食中摄入蔬菜和水果多的人患病率较低。

2) 性生活：一些研究认为，前列腺癌与过早的性生活史及性伴侣人数存在一定的联系。性生活会使前列腺接触各种感染源，从而增加罹患前列腺癌的风险。

3) 吸烟：吸烟增加循环中雄激素的水平，显著增加了细胞的氧化损伤，故吸烟是前列腺癌的危险因素。哈佛大学一项大规模回顾性研究认为，吸烟不仅可能增加前列腺癌的复发率和死亡率，而且还会提高前列腺癌患者死于其他疾病的概率，比如心血管疾病。另外，研究还认为已经戒烟10年以上的前列腺癌患者死于前列腺癌的风险与从不吸烟者几乎相同。

177. 前列腺癌的早期表现有哪些

当前列腺内出现一些癌细胞时，肿瘤的体积很小，不会构成对尿道部位的压迫，而且也往往处在一个稳定的状态，因此临床上无任何症状。但是，如果癌细胞继续增殖，就会在前列腺内部形成结节，当肿瘤进一步生长，压迫尿道、膀胱颈时，则会发生与前列腺增生相类似的排尿困难，尿线变细，排尿滴滴答答等下尿路梗阻，或是尿频、尿急、夜尿增多等下尿路的症状，严重者可能会出现急性的尿潴留、血尿、尿失禁。一旦出现类似的症状，发现者又大于45岁，应尽快到正规的医院就诊以鉴别诊断。

如果此刻这些症状仍未引起您的重视，并没有得到很好的治疗，这些癌细胞就会继续增大，最终穿透前列腺最外层的薄膜，甚至侵犯到膀胱、精囊等其他泌尿系脏器和生殖系脏器，此时就会出现血精、尿频、大便习惯的改变等症状。接着，肿瘤细胞会随着血液、淋巴液进一步向远处转移，直到前列腺癌"最喜欢"的骨骼。骨转移到了一定的阶段就会引发骨痛，尤其以腰骶部、髋部的疼痛多见。而临床中很多前列腺癌患者就是以腰骶部疼痛起病，以为是腰椎间盘突出或是脊柱的问题，筛查后才发现已经是前列腺癌骨转移了。

178. 前列腺增生会导致前列腺癌吗

前列腺增生和前列腺癌都是老年男性的常见疾病，因为它们都处于一个腺体,有相同的内分泌、发生发展和环境特点,尽管在很多时候,两者会同时发生,但实际上它们根本是两码事。

前列腺增生主要位于尿道黏膜下腺体,靠近尿道,容易引起尿道梗阻,早期出现夜尿次数增多,随后便有排尿困难及血尿现象。其症状仅局限于泌尿系统。而前列腺癌主要位于离开尿道较远的腺体外层,所以早期没有明显症状,血尿发生率不高,当前列腺癌肿侵犯到尿道引起症状时,病变已达晚期,这时的主要症状是排尿困难,出现尿流变细、尿痛、尿频等症状。也就是说,两者之间虽没有因果关系,却有相同的临床表现。因此,诊断前列腺增生时,最好应排除前列腺癌的可能。

179. 晒太阳可以预防前列腺癌吗

日晒可以使无活性的维生素D在皮肤中转化为有活性的维生素D。既往的研究证实,阳光暴露与前列腺癌发病率呈负相关,阳光可以增加维生素D的水平,可能是前列腺癌的保护因子。生活在北部高纬度地区缺少日照的男性前列腺癌的死亡率更高。非洲裔美国男性是世界上前列腺发病率和死亡率最高的人群,因为其皮肤中的黑色素可以抵抗紫外线的辐射,从而抑制有活性的维生素D的合成。由此,我们可以得出结论,老年男性朋友们,没事多晒晒太阳吧,晒晒更健康。

180. 哪些营养素与前列腺癌预防有关

(1) 维生素D:人体内的维生素D主要靠饮食和日晒。

(2) 硒和维生素E:有研究认为,补充硒可以降低前列腺癌发病率,硒和维生素E能用于前列腺癌的预防。

(3) 大豆:植物雌激素可使肝合成和增加血清中的性激素结合球蛋白,减少睾酮的生物利用度;同时异黄醇在前列腺中通过与雄激素受体的微弱结合,干扰雄激素对前列腺细胞的刺激作用,预防前列腺癌的发生。

(4) 绿茶:含有多酚和儿茶素,可对前列腺癌起到一定的抑制作用。

(5) 葡萄籽提取物:葡萄籽中有没食子酸,对前列腺癌细胞有较强的抑制作用。

(6) 番茄与番茄红素：番茄红素及番茄制品能显著降低前列腺癌的发生率，推荐服用量为30 mg/d，连服3周。

(7) 非类固醇抗炎药：如阿司匹林、布洛芬。国际著名期刊《柳叶刀》指出，阿司匹林75 mg/d，连用5年，能降低10%前列腺癌的发生率。

181. 前列腺癌的预防要点

(1) 了解易患前列腺癌的人群

1) 有职业辐射或是化学物质损伤者。

2) 有生物学损伤包括淋病球菌、病毒、衣原体、支原体感染史者。

3) 吸烟、高脂肪饮食、酗酒、肥胖者。

4) 性生活频繁、雄性激素水平高者。

5) 前列腺炎、前列腺肥大、前列腺抗原增高和前列腺非典型增生者。

(2) 预防时需要注意以下内容

1) 尽量减少高脂肪食物（煎炸食品、肥肉、动物内脏、奶油制品）、红肉、加工肉的摄入。

2) 50岁以上的男性需每年做1次直肠指检和血清PSA测定。

3) 杜绝不健康、频繁的性行为。

4) 减肥。

5) 保持良好的生活方式，拒绝久坐，适当运动。

6) 积极治疗前列腺慢性炎症。

甲 状 腺 癌

182. 甲状腺的结构和功能

甲状腺是一种内分泌腺体。它位于颈部甲状软骨下方，气管两旁，因形状像盾甲，故得名甲状腺。

甲状腺的功能非常复杂，其中最主要的功能是吸取碘，合成甲状腺素，调节人体的代谢、生长发育，以及身体对其他激素（荷尔蒙）的敏感性等。因此，碘化物是甲状腺素的重要合成原料。甲状腺素的储存量较大，正常情况下可供人体2～3个月使用，所以即使饮食中碘的含量变化较大时，血浆内的甲状腺激素仍能保持稳定的浓度。

除此之外，甲状腺内还含有一类C细胞。这类C细胞可分泌降低血钙的激素，称为降钙素。降钙素最明显的作用为降低血钙和血磷浓度，降钙素分泌过少或是分泌过多，并不会导致钙代谢的紊乱，机体本身也不会出现什么明显的症状。但是，降钙素分泌过多可能预示着罹患甲状腺髓样癌。

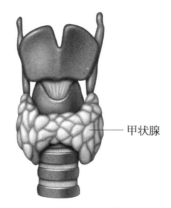

·甲状腺的结构·

183. 电离辐射会导致甲状腺癌吗

关于甲状腺的发病因素有很多，但是电离辐射是迄今为止最为明确且得到证实的甲状腺癌的诱发因素之一。第二次世界大战期间日本广岛原子弹爆炸后生活在放射性尘埃中的人群，以及1986年切尔诺贝利核电站事故后的居民，甲状腺癌的发病率均明显上升。

甲状腺是人体中最柔软的器官，因此对放射线非常敏感，即便是非常小剂量的放射线即可诱发甲状腺癌。曾经有报道称8～10 Gy的放射线就有50%的概率发生甲状腺癌，可如果放射量超过20 Gy，甲状腺组织遭到大面积破坏，发生癌的概率反而减少。甲状腺癌的危险性随着受辐射年龄的增加而降低，也就是说儿童和青少年较成人的危险性高。

184. 碘盐过多摄入是否会引起甲状腺癌

碘化物是甲状腺素的重要合成原料,碘缺乏会造成某些甲状腺疾病,但是过量摄入碘也是一些甲状腺疾病的发病原因。

(1) 需要补碘的甲状腺疾病:如单纯性甲状腺肿大或地方性甲状腺肿大。这两类疾病的病因都是缺碘,前者是由于生长发育或是其他原因对碘的需求升高,后者则是由于地域的原因饮食中碘含量不足导致的。其主要表现为颈部明显肿大,甲状腺功能正常或是偏低。如果妊娠期女性患病的话,会导致婴儿神经系统和身体的发育障碍,导致身体矮小,智力障碍,俗称"呆小症"。

(2) 不需要补碘的甲状腺疾病:如各种甲状腺炎症、原发性甲状腺功能减退。这一类疾病只需要正常饮食,不需要额外补碘。其主要表现一般是一种形态或是功能的异常,继而导致相应的症状和体征。例如,颈部肿大伴有疼痛或是出现肿块;或是全身轻度水肿、怕冷、乏力、心动过缓等。治疗上主要以手术或是药物为主。

(3) 需要忌碘的甲状腺疾病:如甲状腺功能亢进、Graves病及因碘摄入过多导致的甲状腺其他疾病。这一类疾病注意尽量不要吃含碘丰富的食物或是药物,如海带、紫菜、牡蛎等海产品,以及胺碘酮、碘含片等药物。尽量使用普通食盐,如果只要碘盐,可以通过使用方法使碘盐中的碘挥发升华,比如可把碘盐放在通风处晾晒加快碘的挥发,或是在做菜前把碘盐早下锅,多翻炒,延长出锅时间等,以满足使用需求。

185. 怎样鉴别颈部包块的性质

颈部肿块是甲状腺疾病最常见的症状,无论是甲状腺炎症性疾病,还是功能性疾病,或是肿瘤性疾病,都可能表现为颈部包块。有许多患者在发现颈部包块时非常焦虑,不知如何鉴别及处理。在此我对几类甲状腺疾病可能出现的颈部包块做个简单的描述。

(1) 结节性甲状腺肿:多由缺碘导致。主要表现为甲状腺肿大伴有多发结节,但甲状腺功能多属正常。

(2) 甲状腺功能亢进:甲状腺表现为对称性弥漫性增大,伴随有明显的情绪变化。例如,比较容易激动、烦躁、失眠、食欲增加,但体重下降、心率增快及突眼症。

(3) 甲状腺腺瘤：多见于单个包块，年轻女性多见。一般不伴随其他症状。往往无意间发现颈部包块，包块生长速度缓慢，一开始为单发，触摸时呈圆形或类圆形，表面光滑、柔韧、边界清晰、无压痛感，可随着吞咽上下活动。

(4) 甲状腺癌：颈部包块质地硬，边界不清，增大的过程中可感到颈部的不适、肿胀感、声音嘶哑、吞咽困难，甚至是呼吸困难等，严重者颈部淋巴结也可见肿大。

当然，颈部包块除甲状腺方面的疾病，还可能见于其他疾病。因此，当发现颈部包块的异常增长时，建议到正规医院行颈部B超＋穿刺活检明确性质，以期对症治疗。

小贴士

如何进行甲状腺自我检查

(1) 准备好一面镜子并充分暴露颈部。

(2) 将颈部向上抬高45°，查看颈部是否有肿大，左右两侧是否对称；将示指、中指、环指并拢，以中指为中心，从颈部中间自上往下轻轻触摸，查看是否有结节、肿大。

(3) 咽口水。在咽口水的过程中自我感受颈部的各个部位是否会随着吞咽的动作上下活动。如果有，确定位置后，对着镜子，确定这个位置是否有肿块随着吞咽上下移动。

(4) 在吞咽的过程中，再次自我触摸整个甲状腺，看有没有质地较硬的小结节、小包块。

一旦发现有异于正常的症状，请即刻到正规医院进行全面检查。

186. 为什么甲状腺癌偏好年轻女性

临床上罹患甲状腺癌的年轻女性明显多于男性，而既往的统计学数据也提示甲状腺癌发病男女比例为1:(2～4)，这可能和雌激素分泌具有相关性。

甲状腺作为人体重要的内分泌器官，其发生、发展与雌激素和孕激素水平有着密切的关系，体内雌激素水平越高，越有利于甲状腺癌的发生。而女性体内的雌激素本就比男性多，年轻女性的雌激素代谢水平就更高，所以年轻女性罹患甲状腺癌的概率较高。

187. 甲状腺癌真的已经成为一种慢性病了吗

2016年4月，一个由来自不同国家专家组成的国际团队在JAMA *Oncology* 杂志上发表了自己的结论和数据，支持甲状腺癌中的一类名为"滤泡型甲状腺乳头状癌"更名为"带有乳头状细胞核特征的非扩散式滤泡型甲状腺肿瘤"，简称NIFTP。

那么，甲状腺乳头状瘤真的已被剔除出恶性肿瘤的行列，成为一种慢性病了吗？

我们先来看看甲状腺癌在组织形态学上的分类——乳头状腺癌、滤泡性癌、髓样癌和未分化癌。其中乳头状腺癌在甲状腺肿瘤中最为常见，恶性程度最低，预后也最好。但这里的NIFTP并非指所有的乳头状癌，而是特指乳头状癌下属的一个亚型——滤泡型甲状腺乳头状癌。

甲状腺乳头癌一共分为8个亚型，NIFTP只是其中的很小一部分，年轻人多见，呈侵袭性生长，整个甲状腺叶全部受累而不呈结节状，易被误认为甲状腺肿。组织学上以滤泡结构为主，间质纤维化不明显，但胞核具乳头状癌特征。相对而言，只要早期发现并及时手术处理，治愈率非常高。但是，除却这一类型的甲状腺肿瘤，仍有一些甲状腺癌侵袭性很强，临床预后很差。因此，不可盲目地相信传言，以免耽误自己的病情。

188. 发现甲状腺结节后，如何调整饮食

(1) 如果同时伴有甲状腺功能亢进症，需要吃无碘盐，避免吃海带、紫菜、虾贝类的海鲜。

(2) 如果同时伴有甲状腺功能减退症，可以继续吃碘盐，但需要适当控制摄入量，可以吃海鲜，但尽量少吃。

（3）如果只是单纯的结节，可以正常饮食。但是像海鲜自助餐之类的暴饮、暴食，还是要尽量避免。

总之，发现甲状腺结节后饮食要均衡，尤其是海鲜，不可以长期、大量的任性食用。

189. 甲状腺癌的预防要点

（1）了解易发生甲状腺癌的人群：

1）电离辐射暴露史，特别是头部放射治疗史。

2）缺碘或是高碘摄入者。

3）家族性甲状腺癌史。

4）遗传性综合征患者，如Garder综合征、Turcat综合征、Cowdon病。

（2）预防要点：

1）远离电离辐射，尤其是儿童：如果实在无法避免，请在医生指导下服用碘剂。

2）正确对待碘摄入：以尿碘为标准。普通成人，尿碘应控制在100～199 μg/L；孕妇和哺乳期女性，尿碘控制在150～249 μg/L。

3）保持精神愉快，防止情志内伤。

附　美国癌症协会癌症预防营养和运动指南（节选）

表1　给个人的建议

终身保持健康体重

在热量摄入和运动之间维持平衡
终身都要避免体重的过度增加
如果现在已经超重或者肥胖，则应采取措施，争取恢复健康水平并保持

采取积极的、运动的生活方式

成人：在日常活动的基础上，每周至少5天，每天至少30分钟参与中高强度的运动，45～60分钟有目的运动更好
儿童和青少年：每周至少5天，每天至少60分钟中高强度运动

健康饮食，重点是植物来源的食物

摄入的食品和饮料的量应当有助于获得并保持健康的体重
每天摄入至少5份各种蔬菜和水果
优先选择全谷食物而不是加工过的谷类食品
限制加工肉和"红肉"的食用

如果饮酒，限制饮酒量

每天饮酒女性不要超过1份，男性不超过2份

表2　一份食品的量举例

水果（1杯≈237 ml）

1个中等大的苹果、香蕉或橘子
1/2杯切碎的、熟的或罐装的水果
1/2杯100%果汁

蔬菜

1杯生的叶状蔬菜
1/2杯切碎的、熟的或生的其他蔬菜
1/2杯100%蔬菜汁

谷物（1oz≈28.35 g）

1片面包
1oz制作好的谷类食物
1/2杯煮熟的谷类食品、米饭或面食

(续表)

豆类和坚果

1/2 杯熟的干豆类食品
2 大汤勺花生酱
1/3 杯坚果

日常食品和鸡蛋

1 杯牛奶或酸奶
1.5oz 天然奶酪
2oz 经加工的奶酪
1 个鸡蛋

肉类

2 ～ 3oz 熟的瘦肉、禽肉或鱼肉

表3　中高强度运动的举例

锻炼和休闲

中等强度运动：行走、跳舞、悠闲地骑自行车、滑冰或滑旱冰、骑马、划独木舟、瑜伽
高强度运动：慢跑或跑步、快速骑自行车、负重环形训练、舞蹈、武术、跳绳、游泳

体育运动

中等强度运动：排球、高尔夫球、垒球、棒球、羽毛球、网球双打、滑雪
高强度运动：足球、草地或冰上曲棍球、长曲棍球、网球单打、短网拍墙球、篮球、越野滑雪

家庭运动

中等强度运动：除草、一半的庭院或花园维护
高强度运动：挖掘、搬运或拖运、石匠活、木工活

工作中的运动

中等强度运动：因工作常走路和搬运（保安、农活、汽车和机器修理）
高强度运动：重体力劳动（伐木、建筑、炮兵）

表4 改变少动习惯的建议

1. 多爬楼梯，少坐电梯
2. 尽可能步行或者骑自行车去目的地
3. 在午饭时间与同事、家人或朋友做些锻炼
4. 工作间歇做做牵伸运动，或者快步行走
5. 步行去拜访同事，而不是只发电子邮件联络
6. 与爱人和朋友去跳舞
7. 制订积极的度假计划，而不仅仅是开车旅行
8. 戴上计步器，逐渐增加每天的行走步数
9. 参加一个运动队
10. 看电视时使用跑步机或是固定自行车
11. 做好日常锻炼计划，逐渐增加每周锻炼的天数和每次锻炼的时间
12. 花时间与孩子们玩耍